우리 몸의 힐링케어

나무의 한방 약효 비방

한국토종 약초나무연구회 편

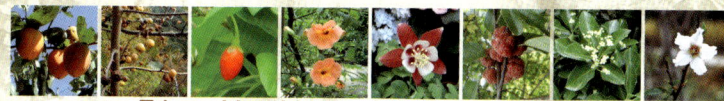

The Medicinal Tree of Korea

아이템북스

머리말

우리가 살고 있는 지구는 식물의 공(球)이고 식물 덕분에 살고 있다. 남미 원주민인 인디언 '라칸돈'은 "만약 식물이 없다면 우리 인간도 아무것도 아니다"라고 한 것처럼 나무에서 생명의 근원인 공기와 각종 생활 속 자원과 사람에게 유익한 의약품을 추출하고 있듯이 나무는 사람에게 생명이고 사람은 나무를 떠나서는 살 수 없는 존재다.

우리네 어린 시절 산야(山野)에 지천으로 널린 이름 모를 들풀과 꽃과 나무를 벗삼고 동네 정자나무 아래서 시간 가는 줄 모르고 마음껏 뛰어놀았다. 삶의 언저리에는 항상 나무가 있었고, 그런 나무는 우리의 삶에 희망과 위안을 주고 추억을 간직하게 한 우리들의 쉼터였다.

우리나라는 산이 70%나 되는 산국이다. 1970년대까지만 해도 대다수 농촌에서는 나무를 베어서 땔감으로 사용했기 때문에 산이 온통 민둥산이어서 초등학교 때부터 어김없이 식목일에는 산에 가서 나무를 심은 덕분에 오늘날 숲과 나무가 무성하기 때문에 사람들은 도심에 살면서도

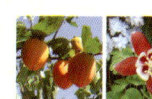

건강을 위해 산을 찾고 있다.

우리 조상의 고유 유산인 숲과 나무가 잘려 나가는 것에 무심한 사람도 있지만, 우리 주위에는 나무와 함께 한 사람과 숲해설가를 비롯하여 수없이 많은 사람이 있기 때문에 숲과 나무가 주는 고마움을 안다. 지금 우리는 목숨의 소중함을 느낄 줄 모르고 생각할 줄도 모르고 자연을 훼손하고 겁 없이 물과 공기를 오염시키고 있는 중이다. 아파트로 하늘을 가리려 하고 있고, 땅을 마구 훼손하는 인간으로 전락하고 문화적 최면에 걸려 신음하고 있는 중이기 때문에 나무들끼리 교감을 한다는 사실을 모른다. 나무는 인간이 듣던 말든 날씨에 대해, 동물에 대해, 가끔은 위대한 영혼에 대해서도 말을 해 준다는 사실을 깨닫는 게 시급하다.

지금부터라도 각박했던 우리의 삶에 꽃과 나무가 주는 의미를 깨닫고, 산과 우리 주변에 있는 꽃과 나무들과 교감을 하고 삶의 지혜를 깨닫고 삶을 리모델링 업그레이드해야 우리 모두가 산다.

차례

머리말 • 4

소나무 • 8
동백나무 • 11
매실나무 • 14
벚나무 • 18
복숭아나무 • 20
사과나무 • 22
오동나무 • 25
무궁화 • 28
대추나무 • 31
감나무 • 34
은행나무 • 37
대나무 • 40
향나무 • 43
밤나무 • 45
참나무 • 48

산수유 • 51
잣나무 • 54
때죽나무 • 57
모과나무 • 60
단풍나무 • 62
포도나무 • 64
진달래 • 67
개나리 • 70

능소화 • 72
배롱나무 • 74
명자나무 • 76
모란 • 78
병꽃나무 • 80
수국 • 82
조팝나무 • 84
장미 • 86
철쭉 • 88

아카시아나무 • 90
좀작살나무 • 92
산돌배나무 • 94

가래나무 • 96
고욤나무 • 98
앵도나무 • 100
자작나무 • 102
전나무 • 105
뽕나무 • 108
생강나무 • 111
겨우살이 • 114
주목 • 117
자두나무 • 120
살구나무 • 122
석류나무 • 125
배나무 • 128
호두나무 • 130

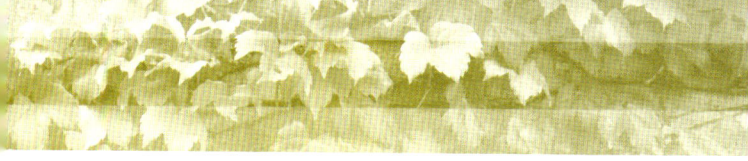

호랑가시나무 • 133
측백나무 • 136
무화과나무 • 138
보리수나무 • 141
산딸나무 • 144
자목련 • 146
화살나무 • 148

엄나무 • 174
옻나무 • 177
산사나무 • 180
청미래 덩굴 • 183
산초나무 • 186
초피나무 • 189
매발톱나무 • 192
탱자나무 • 194
찔레나무 • 196
두릅나무 • 198
오미자나무 • 200
오갈피나무 • 203
구기자나무 • 206
가시오갈피 • 208
꾸지뽕나무 • 210
죽엽(조릿대) • 212
고로쇠나무 • 214

왕머루 • 216
칡 • 218
독활 • 221
마가목 • 224
개오동나무 • 226
골담초 • 228
다래나무 • 230
복분자딸기 • 232
헛개나무 • 234
차나무 • 236

버드나무 • 150
자귀나무 • 153
이팝나무 • 156
누리장나무 • 158
목련 • 160
등나무 • 162
으름덩굴 • 165
담쟁이 덩굴 • 168
해당화 • 170
사철나무 • 172

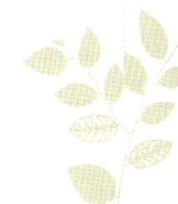

소나무

소나무는 우리나라 전역에서 잘 자란다. 늘푸른큰키나무로 높이는 약 30m 정도이고, 지름은 약 2m 정도까지 자라고 가지는 사방으로 퍼지고 나무껍질은 적갈색으로 조각조각 떨어지고, 한 다발에 솔잎이 2개씩 나는 이엽송이다. 5월에 노란색의 꽃이 피고, 열매는 이듬해 9~10월에 길이 4cm, 지름 3cm의 짙은 갈색의 구과로 여문다. 종자는 타원형으로 흑갈색이다. 줄기에 상처가 나면 향긋한 냄새가 나는 송진이 나온다.

╋ 소나무는 식용, 약용, 정원수, 풍치수로 가치가 높다

소나무는 노군자요, 그만큼 생육이 잘 되고 겨울이 지나서야 낡은 잎을 털어 버리고 새로운 새잎과 껍질로 옷을 갈아입을 정도로 생명력이 강하고, 재질이 굳고 송진이 많아 보존성과 내구력이 좋다.

소나무는 잘 썩지 않으며 구부러지되 쉽게 부러지지 않아 집 짓는 데 안성맞춤이어서 땔감, 건축재, 토목재, 조선재, 관재 등으로 쓴다. 전통 한옥과 궁궐은 소나무 건축자재로 지었고, 대들보인 상량만큼은 반드시 소나무를 쓰고, 마을 입구에는 '천하대장군' 장승을 만들었다.

소나무는 꽃가루, 솔잎, 줄기, 뿌리까지 사람에게 유익을 준다. 솔잎으로 차, 솔술, 음료수, 효소를 만들어 먹을 수 있다. 봄에 송홧가루를 꿀이나 조청에 반죽하여 다식판에 찍어 송화 다식으로 만들어 먹는다.

조선 시대 먹을 것이 귀할 때는 소나무의 바깥쪽 껍질을 벗겨 내고 그 밑에 흰 색깔의 안 껍질을 벗겨서 말려 찧어 가루로 만들어 송피떡을 만들어 먹기도 했다.

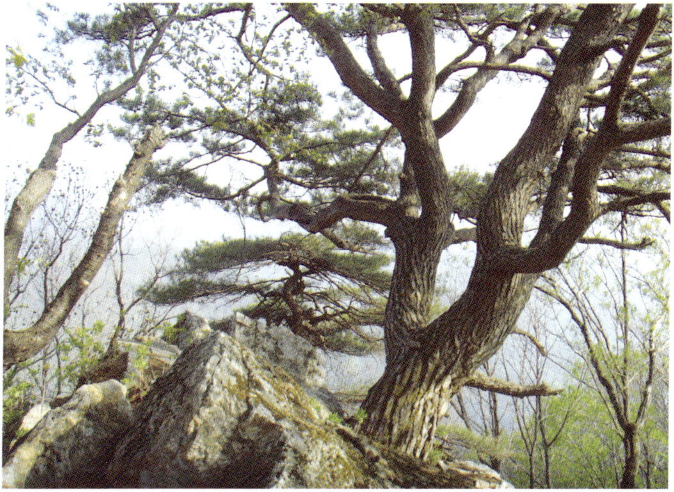

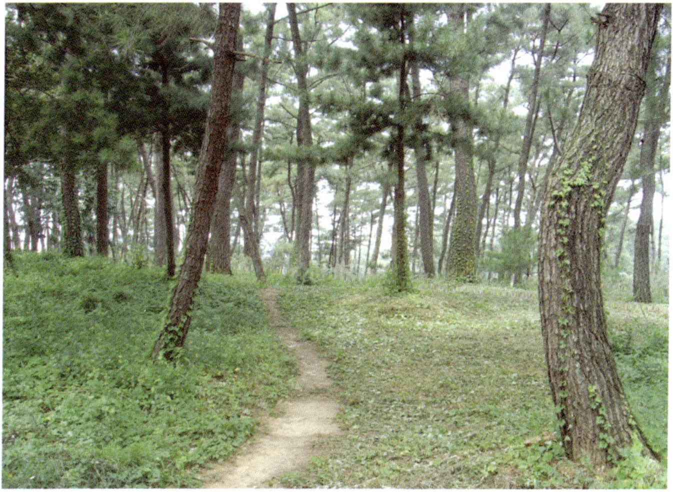

나무의 한방 약효비방

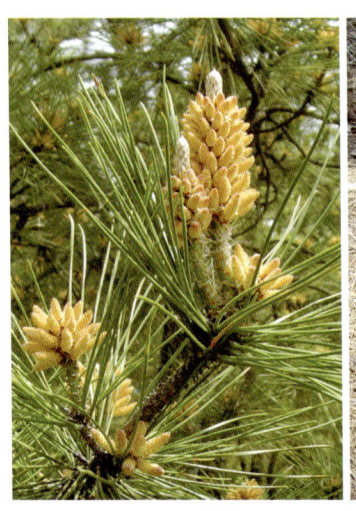
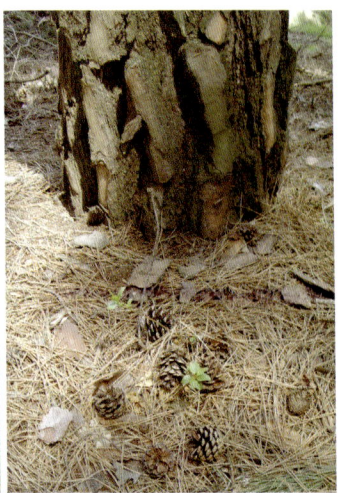

최근에 혈관의 혈전을 제거하는 혈전용해제를 소나무 나무껍질에서 추출하여 의약품으로 쓰고 있다.

한방에서 소나무를 베고 나서 수년이 지나면 뿌리에 균이 침범하여 집을 지은 복령은 한약재로 쓴다.

민간에서 솔잎은 독특한 향이 좋고, 송편을 만들 때는 벌레를 쫓아 주기 때문에 솔잎을 쓰고, 솔씨는 성욕을 자극하는 미약으로 쓰고, 송진은 따서 티눈에 붙이거나 염증을 곪게 하는 고약을 만든다. 잇몸에서 피가 나고 상처가 아물지 않을 때는 어린 솔방울을 끓인 물을 입속에 넣고 가글을 하면 개선된다. 목욕을 할 때 탕에 솔잎을 넣으면 원기회복에 좋다.

동백나무

동백나무는 중부 이남의 바닷가 섬에서 자란다. 늘푸른큰키나무로 높이 7m 정도이고, 줄기는 회백색이고 밑에서 가지가 갈라지고, 잎은 반질반질하고 가장자리에 톱니가 있고, 꽃은 1~3월에 붉은색·분홍색·흰색이 가지 끝에 피고, 열매는 10~11월에 검붉은색으로 둥글게 삭과로 여문다.

동백나무는 조경수로 가치가 높다

조선 시대 선비들은 동백차를 만들어 마셨고, 귀인을 맞이할 때에는 동백꽃으로 꽃꽂이를 해놓았다. 동백나무 열매에서 추출하는 동백유는 머릿기름, 화장품 원료, 탕물유, 고약, 등유 등으로 쓰인다.

동백나무는 재질이 단단하고 잎은 광택이 좋고 수형이 아름다워 관상용으로 심고, 약용이나 생활용구 재료로 쓰인다. 목재는 굳고 치밀하여 조각재·가구재·세공재·악기·다식판·장기쪽·농기구 등의 재료로 널리 이용된다. 예전의 재래식 변소에 동백잎, 오동잎, 은행잎을 넣어 냄새나 구더기 발생을 막았다. 동백나무의 꽃말은 '나는 항상 그대를 사랑하고 싶다, 자랑하지 않는다, 근신, 그대를 누구보다 사랑한다' 이다.

출혈·이질·어혈에 좋다

동백나무의 열매와 꽃은 관상용, 공업용, 약용, 식용으로 쓴다. 꽃이 피기 전에 채취하여 그늘에 말려서 약재로 쓴다. 최근 약리 실험에서 동백

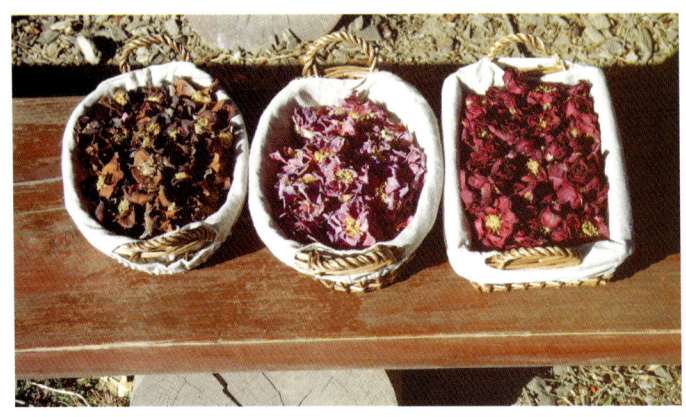

나무는 아메바성 이질과 타박성 어혈에 효과가 있고, 횡문근 세포암의 성장을 억제시키는 것으로 밝혀졌다.

한방에서는 동백꽃은 산다화, 열매를 자실로 부른다. 꽃은 화상 연고나 이뇨제로 쓰고, 청심환는 소팽이나 건위에 쓴다. 동백꽃이 반쯤 피었을 때 그늘에 말려 임질·이뇨·토혈·코피·장풍하혈·자궁출혈·대변출혈에 쓴다.

민간에서는 어린 동백나무잎을 따서 쪄서 건조한 다음 차로 만들어 마셨고, 동백꽃 삶은 물은 피부병에 쓰고, 동백꽃은 혈액 순환을 좋게 하기 때문에 멍든 피를 풀거나 어혈 제거·월경시 출혈 과다·산후 출혈에는 동백꽃을 달여서 먹었고, 꽃가루는 화상이나 타박상에 동백기름을 환부에 발랐다.

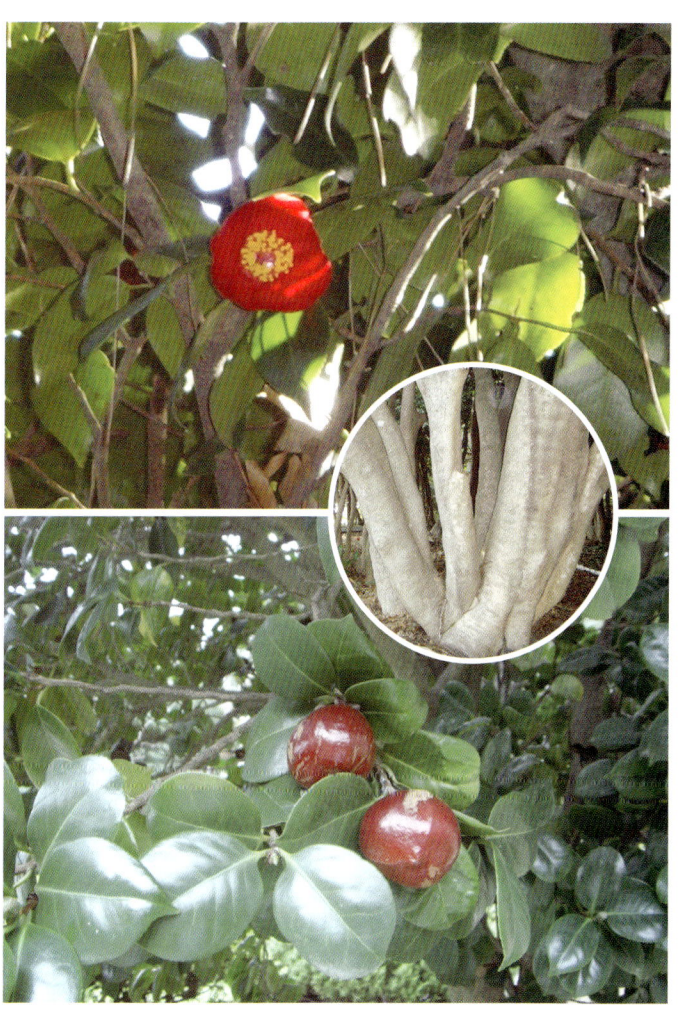

매실나무

매실나무는 중국 원산으로 정원이나 밭에서 자란다. 갈잎큰키나무로 높이는 5~6m 정도이고, 잎은 어긋나며 앞면에 털이 있고, 꽃은 3~4월에 연한 붉은색 또는 흰색으로 피고, 열매는 6월에 녹색의 핵과로 둥글게 여문다.

➕ 설사 · 구토 · 주독(酒毒) 해소에 좋다

우리의 선인은 매화의 꽃을 삶의 문화로 보았다면, 매실의 열매를 식용과 약용의 자원으로 보았다. 매화를 천지의 양기의 회복을 알리는 전령사로 보아 민간에서는 약용과 식용으로 다양하게 이용해 왔다. 『본초강목』에서 "생것은 시어서 이와 뼈를 상하게 하고 허열이 나기 때문에 많이 먹지 말아야 한다"고 했듯이 매실을 날로 먹으면 신맛 때문에 진액이 빠져 나가고 치아나 뼈가 상할 수 있기 때문에 생으로 먹지 않는 게 좋다.

한의학에서 '신맛은 거둬 드리고 매운맛은 발산한다'는 '산수신산'을 설명할 때 매화가 등장한다. 매실의 신맛은 "밥공기에 매실 하나를 넣어 두면 밥 한 공기를 비운다"는 속설이 있을 정도로 밥맛을 돋우게 하기 때문에 비만한 사람은 식욕이 생기기 때문에 매실을 먹지 않는 것이 좋다. 매화의 약성은 온하고 산하여 죽을 쑬 때 매화꽃을 넣어 식용으로 먹었고, 열매를 담가 매실주를 만들어 먹었고, 주로 수렴 · 지사 · 생진 · 진해 · 구충에 다른 약재와 처방한다.

청매의 껍질을 벗기고 짚을 태운 연기에 그슬리며 말린 것이 '오매' 이다.

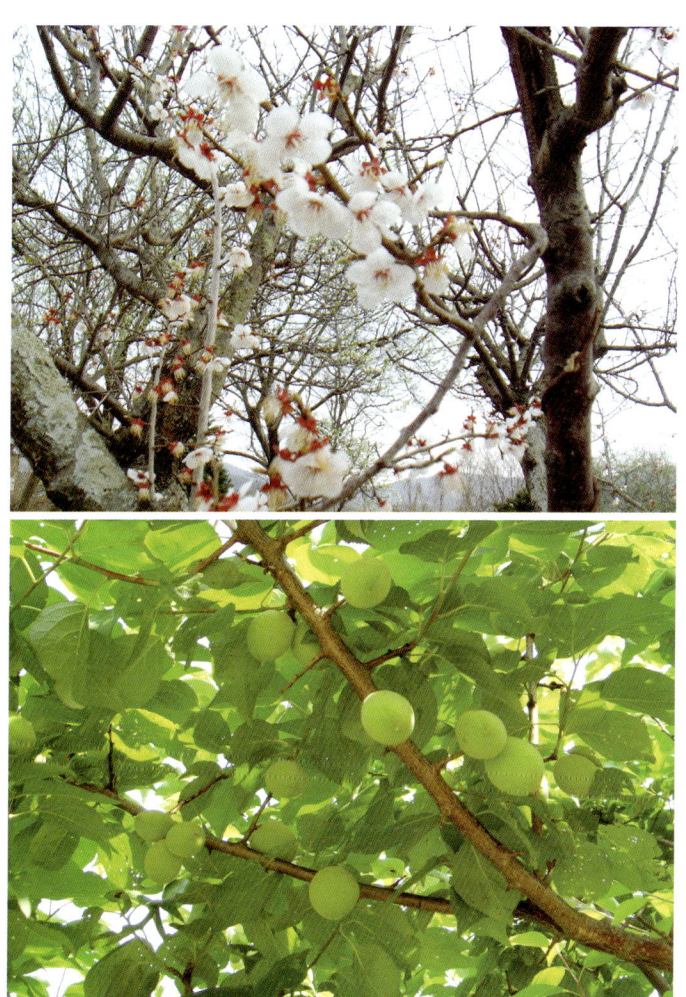

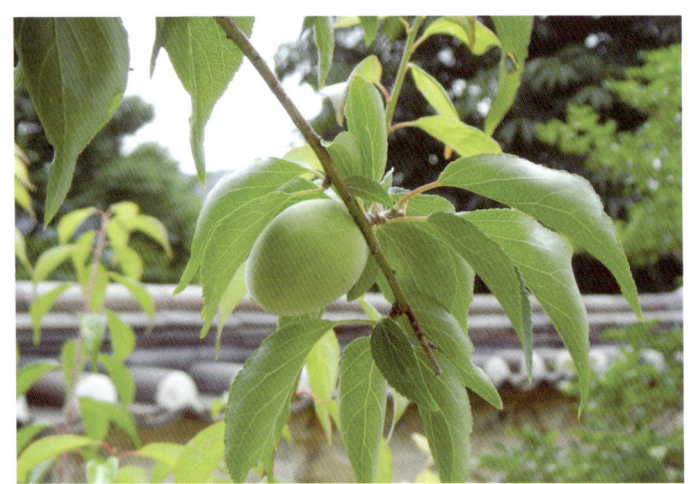

『본초강목』에 의하면 "오매는 성질이 따뜻하고 맛이 시며 독이 없다. 매실차를 만들어 마시면 담을 삭이고 구토와 갈증, 이질을 멎게 한다. 주독을 풀어주고, 불면증을 치료하고, 침을 많이 뱉는 것을 멎게 하며, 뼈가 쑤시는 증상을 치료하고, 가슴이 답답한 것을 멈춘다"고 했다.

매실은 칼슘이 빠져 나가는 것을 돕기 때문에 갱년기 여성에게 좋다. 매화꽃으로 매화죽을, 매화 꽃봉오리를 따서 말려서 매화차를, 매화꽃 봉오리로 매화주를, 매실로 매실주를 만들어 식용으로 다양하게 먹을 수 있다. 덜 익은 매실의 씨에는 '아미그달린'이란 독성 물질이 들어 있기 때문에 씨를 빼야 한다. 황매를 소금물에 담가 말리면 백매가 된다. 일본 사람들은 이 백매인 '우메보시'를 평소에 즐겨 먹는다.

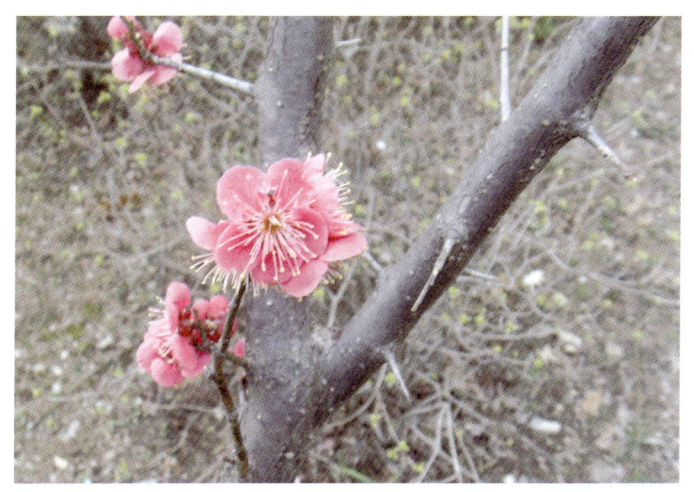

<u>한방</u>에서 매실 껍질을 벗기고 씨를 발라 낸 뒤 짚불 연기에 그슬러 말린 오매를 가래를 삭이는 데, 갈증, 이질, 폐결핵, 술독에 다른 약재와 처방한다.

<u>민간</u>에서 청매의 씨를 빼고 과육만을 갈아서 불로 달여 고약처럼 끈끈하게 만든 매실고로 위와 장에 구급약으로 썼고, 설사가 심할 때는 매실로 만든 식초를 만들어 먹었고, 매실로 원액을 만들어 피임·소화기·호흡기 계통 질환에 쓰고, 급체에 걸렸을 때는 매화 잎을 진하게 달여 먹었다.

벚나무

벚나무는 공원이나 가로수로 심는다. 갈잎큰키나무로 높이는 10~20m 정도이고, 잎은 어긋나며 가장자리에 잔톱니가 있고, 껍질은 옆으로 벗겨지고, 꽃은 4~5월에 연한 분홍색이나 흰색으로 산방화서로 2~5송이씩 피고, 열매는 6~7월에 둥글게 검은색으로 여문다.

폐열을 내려 주고 천식에 효과

벚나무 미세한 꽃향은 환경오염에 찌든 심신을 해독하여 주는 것으로 밝혀져 벚꽃 터널을 일정시간 걷고 나면 머리가 맑아지고 상쾌함을 느낄 수 있다. 벚나무의 약성은 한하고 고하여 수피는 해독, 완화, 진해의 효능이 있어 해수 · 피부염 · 심마진 · 소양증 등의 치료제로 쓴다.

한방에서는 한약명은 야행화로 부른다. 수피는 폐열을 내려 주기 때문에 천식에 유효하고 홍역과 청폐열, 투진에 다른 약재와 처방한다.

민간에서는 열매는 식용으로 먹었고 껍질은 약재로 쓴다. 껍질인 앵피는 진해와 해독 작용이 있어 주로 잦은 기침 · 두드러기 · 피부염에 쓰고, 나무껍질은 진통 · 통경 · 변비에 좋은 것으로 알려져 있다. 활짝 핀 벚꽃은 양봉농가에서 꿀을 생산하는 데 도움을 주고 있고, 열매인 버찌는 흑자색으로 여물 때 식용이나 술로 담가 약주로 먹을 수 있고, 향수의 재료로 쓴다.

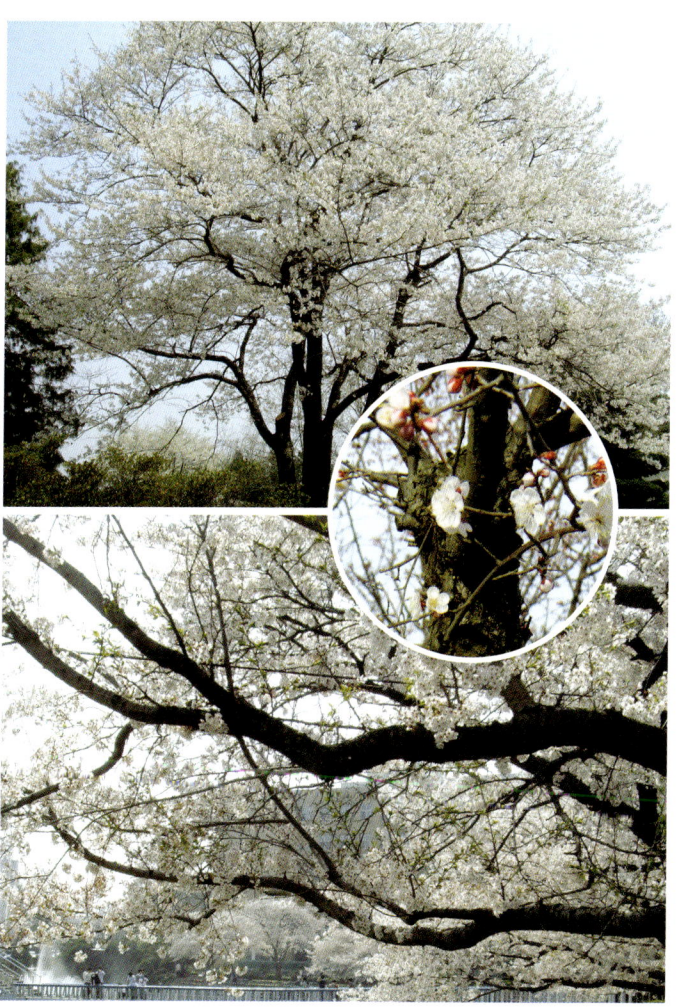

복숭아나무

복숭아나무의 원산지는 중국으로 과수원에 심는다. 갈잎큰키나무로 높이는 3~6m 정도이고, 잎은 어긋나고 가장자리에 톱니가 있고, 열매에 털이 많다. 꽃은 4~5월에 연한 붉은색 또는 흰색으로 피고, 열매는 6~8월에 둥글게 연한 분홍색의 핵과로 여문다.

니코틴 해독에 특효

복숭아는 여름철 더위에 소모된 기력을 회복하는 데 좋고, 8~9월에 익는 복숭아는 식이섬유질이 풍부하고 소화가 잘 되며 장에 좋은 것으로 알려져 있다. 최근 임상 실험에서 비타민과 면역력 증강 요소가 풍부한 저칼로리 식품으로 피부미용과 니코틴 해독에 효과가 있는 것으로 밝혀졌다.

한방에서 복숭아는 과실의 과육을 제외한 딱딱한 부분을 '도인'으로 부른다. 꽃잎이 반쯤 피었을 때 음지에서 말린 백도화는 이뇨제로 쓰고, 주로 어혈·변비·기침·진통에 다른 약재와 처방한다.

민간에서 4~5월에 피는 복사꽃으로 담근 도화주는 최고급 약주의 하나로 대접 받아 왔다. 활짝 핀 도화는 피부병에 쓰고, 복숭아 열매를 통째로 말려 쓰면 정신병에 좋다는 속설이 있다. 여성이 성감이나 성력이 약할 때 은밀하게 복숭아나무 진을 내어 꿀에 타먹었고, 복숭아 나뭇가지 삶은 물로 뒷물을 해서 여성의 고질병인 냉병과 대하증을 치료하기도 했다. 복숭아나무는 3년이 되면 돈이 되는 나무이다.

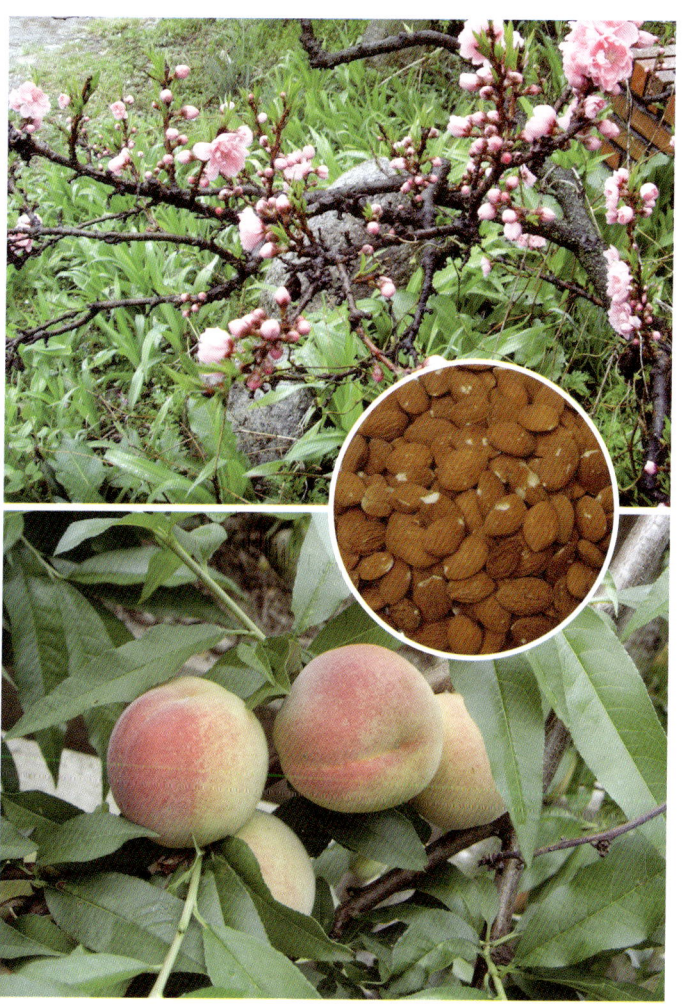

사과나무

사과나무는 과수원에 심는다. 갈잎큰키나무로 높이는 5~8m 정도이고, 잎은 어긋나며 가장자리에 톱니가 있고 뒷면에 털이 있다. 꽃은 4~5월 가지 끝에 분홍색을 띤 흰색으로 4~7송이씩 모여 피고, 열매는 8~9월에 공 모양의 이과로 여문다. 사과는 3년차 가지에서 열매가 많이 열린다.

장(腸)에 좋다

사과는 광범위하게 쓰이기 때문에 보통 평과로 부르고, 아침에 먹는 사과는 금이요, 낮에는 은이요, 저녁은 동이라 했듯이 영양이 풍부하다. 사과를 오래도록 달이면 고약같이 되는데 이를 복용하면 기력이 좋아지고 평소에 자주 피곤한 사람이 사과를 아침 공복에 꾸준히 먹으면 건강에 도움이 된다. 사과는 식용, 약용, 관상용, 공업용으로 가치가 높다. 사과의 주성분은 탄수화물이고 섬유질, 비타민C, 칼슘, 나트륨, 칼리 등의 성분이 함유되어 있어 음료, 파이, 잼, 주스, 효소 등으로 먹는다.

사과에는 타닌과 사과껍질에 함유되어 있는 펙틴이 위장 운동을 도와준다. 사과는 소화를 촉진하기 때문에 장 질환이나 변비가 있는 사람이 먹으면 좋다. 사과에는 칼륨이 많아 체내에 남아 있는 과잉 나트륨을 밀어내기 때문에 고혈압 예방에도 좋은 것으로 알려져 있다. 얼마 전 일본의 과학자가 사과를 먹으면 치아의 오염을 막을 수 있다고 해서 주목을 받은 바 있다. 사과는 마음을 즐겁게 하고 폐를 촉촉하게 하기 때문에 환경이 오염된 도심에 사는 사람은 사과를 상복하면 해독에도 좋다.

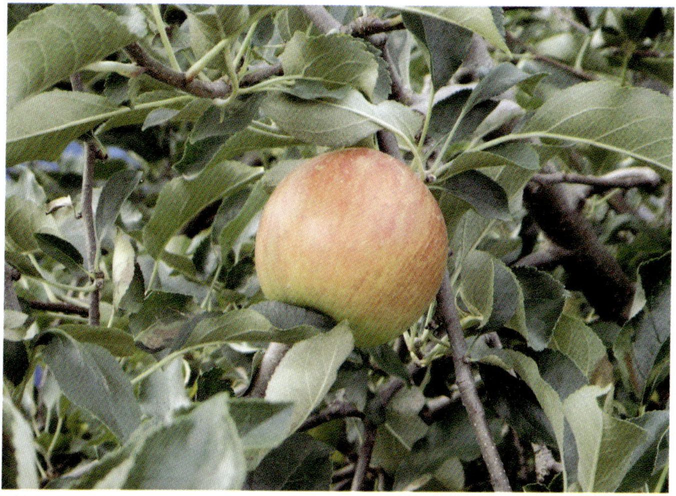

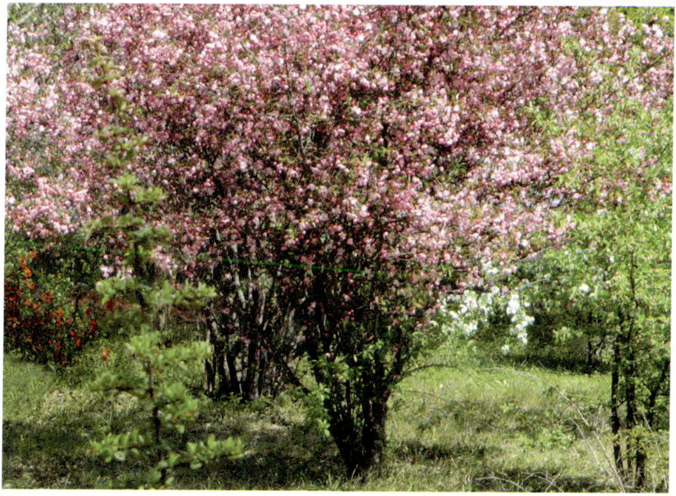

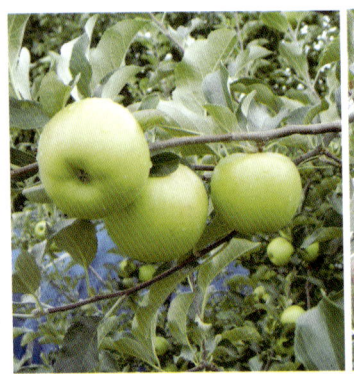 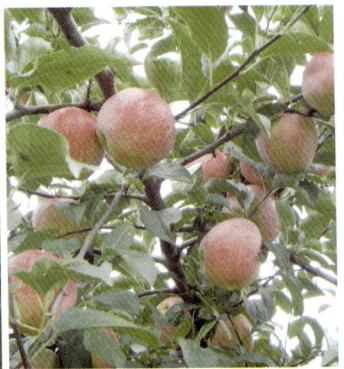

『본초강목』에서 "덜 익은 능금은 맛은 떫으나 약으로 쓸 수 있지만, 그러나 너무 많이 먹으면 백맥이 막히고 잠이 많이 오며 담이 생기고 종기가 난다. 주로 소갈·곽란·복통·이질을 다스리고 담을 없앤다"고 했고, 『향토의학』에서는 화상·버짐·두드러기에 사과초를 만들어 환부에 바르면 통증이 진정된다 했다. 『전남본초도설』에서 사과껍질은 '반위토담을 치료한다'고 했다. 화상에는 사과가 몸에 흡수되면 재생을 도와주기 때문에 사과로 연고를 만들어 바르기도 했다.

한방에서 미용·변비·구토·구충·정혈·하리에 다른 약재와 처방한다.
민간에서 사과즙을 만들어 소화를 돕는 음료와 빈혈증과 지리정장제로 썼고, 사과로 주스를 만들어 변비를 다스렸고, 몸이 붓고 동상에는 썩은 사과를 으깨어 두껍게 발랐고, 정맥류가 있는 곳에 수시로 바르고 마사지하면 좋아지는 것으로 알려져 있다.

오동나무

오동나무의 원산지는 울릉도이고 산기슭이나 마을 근처에 심는다. 갈잎 큰키나무로 높이는 15m 정도이고, 잎은 크고 가지에 2개씩 마주 나고 뒷면에 갈색의 털이 있다. 꽃은 5~6월에 정 모양의 연한 보라색으로 피고, 열매는 달걀 모양이며 10월에 검은 갈색으로 익으면 벌어진다.

수액은 관절염에 좋다

벽오동은 꽃, 열매, 잎, 줄기, 가지, 껍질, 뿌리를 모두 약재로 쓴다. 오동나무 열매를 약으로 쓸 때는 익기 전에 미리 따서 그늘에 말려서 쓴다. 오동나무 종자는 기를 소통시키고 남자의 스태미나를 강화하는 데 좋고, 위장의 기능을 좋게 하기 때문에 소화를 돕고 위통을 치료하는 데 쓰고, 수액은 관절염, 류머티즘, 요통에 좋은 것으로 알려져 있다.

오동에는 시리진과 파울로우진 등의 성분이 함유되어 있어 피를 깨끗하게 하여 종기를 완화하고, 신경과 통증을 가라앉혀 주는 진정 작용이 있어 혈압을 조절하는 작용을 하는 것으로 알려져 있다.

최근 약리 실험에서 오동자를 달인 물을 마취시킨 개에게 정맥 주사하자 혈압 강하 작용이 나타났고, 고혈압 환자에게 생약 2g에 해당하는 약물을 1일 3회 약침제로 투여하자 효력이 있었고, 여성 환자를 치료한 후에 이뇨 작용이 현저하게 나타났다.

오동나무는 수종과 부종에 쓰고, 생잎이나 가지를 끓여 그 즙액을 화상에 붙였다. 대머리나 원형탈모나 건조한 피부와 비듬에는 오동나무씨와 뽕

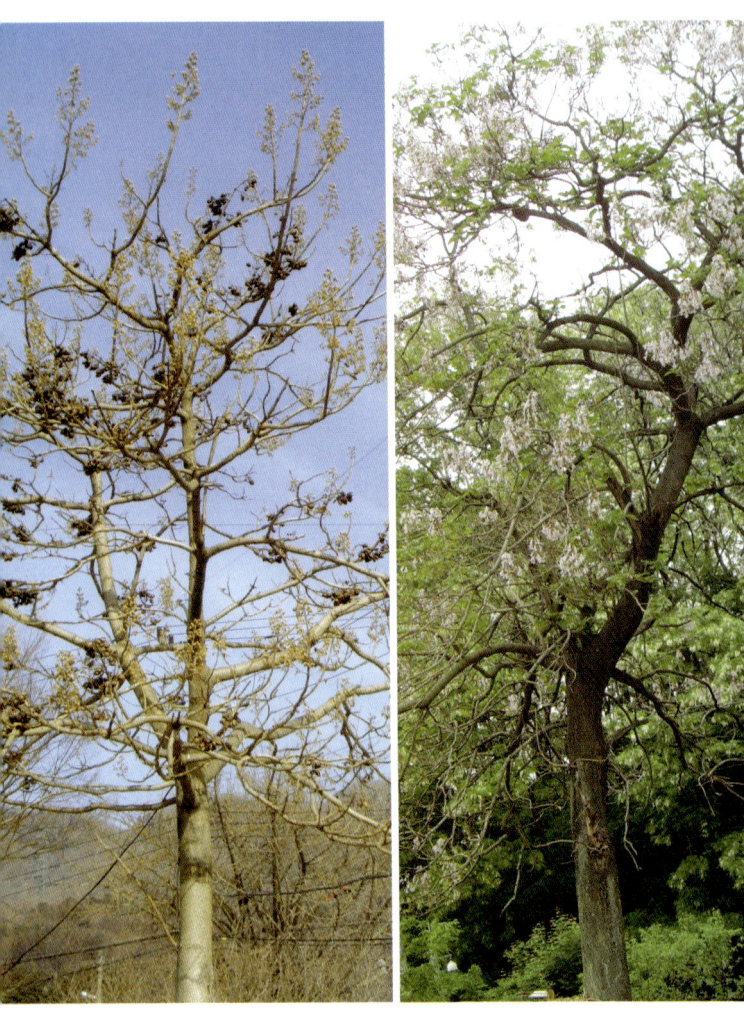

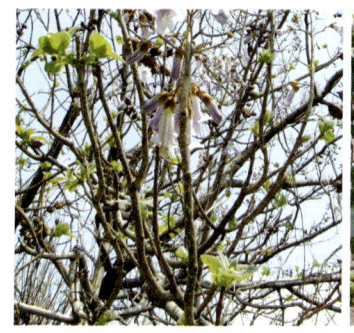 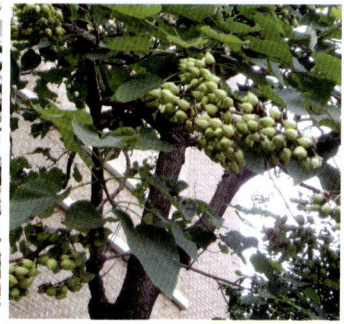

나무 생잎을 생체로 찧어 즙을 내어 바르면 좋은 것으로 알려져 있다.

한방에서 잎을 오동엽, 종자를 오동자로 부른다. 오동자는 불결한 음식을 먹고 일어나는 복통·설사·순기·화위·상식·산기·위통에 쓰고, 오동엽은 풍습성으로 인한 사지동통 마비나 거풍, 제습·청열·해독에 효능이 있고, 류머티즘에 의한 동통·마비·고혈압에 쓰고, 오동근은 장출혈에 지혈 작용이 있어, 풍습성사지 마비 동통의 치료와 타박상에 쓰고, 오동유와 나무껍질과 나뭇잎으로 구충·두풍·종창에 다른 약재와 처방한다.

민간에서 오동의 어린잎을 채취하여 말려서 차로 달여서 먹었고, 잘 건조된 오동잎을 달여 진한 물로 모발을 씻었고, 열매는 기름을 짜내고 볶아서 식용으로 먹었고, 오동꽃을 말려 가루로 만들어 화상에 썼고, 오동나무 껍질을 달여서 미역국을 먹고 체한 데 썼고, 부종에 열매를 달여서 먹었고, 해수에는 줄기와 뿌리를 달여서 먹었다.

무궁화

무궁화의 원산지는 중국과 인도이고 학교나 공원에 심는다. 높이는 3~4m 정도이고, 잎은 어긋나고 가장자리는 톱니 모양이고 뒷면에 털이 있다. 꽃은 7~9월에 분홍색·흰색·보라색 등으로 잎겨드랑이에 1송이씩 피고, 열매는 10월에 긴 타원형의 삭과로 여문다.

이질억제·피부병에 좋다

무궁화는 약용, 관상용으로 가치가 높다. 『동의보감』에서 무궁화는 "약성은 순하고 독이 없어서 장풍과 사혈을 멎게 하고, 설사 후에 갈증이 심할 때 달여 마시면 효과가 있다"고 하였고, 『본초강목』에서 흰무궁화는 "부인병과 옴 치료에 쓰이며, 혈액 순환을 돕는다. 꽃을 달인 물로 눈을 씻으면 눈이 맑아진다"고 했고, 『묘약기방』에서 "무궁화 씨를 태운 연기로 머리를 쐬고 그 가루를 술에 타서 먹으면 만성 편두통을 다스린다"고 했다.

최근 약리 실험에서 목근피는 황색포도상구균과 이질균의 발육을 억제하는 작용을 보이고, 정유 성분은 피임에 활성 반응을 보이는 것으로 밝혀졌고, 목근화는 여성의 백대하·대장에서 열이 축적되어 일어나는 출혈과 복통·대장균·이질균에 억제 작용이 있는 것으로 밝혀졌고, 목근근은 해수·폐농양·충수염·대변 출혈에 작용이 있는 것으로 밝혀졌다.

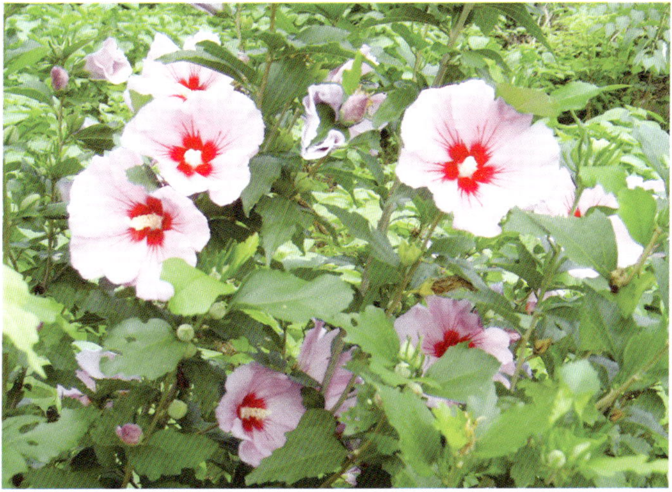

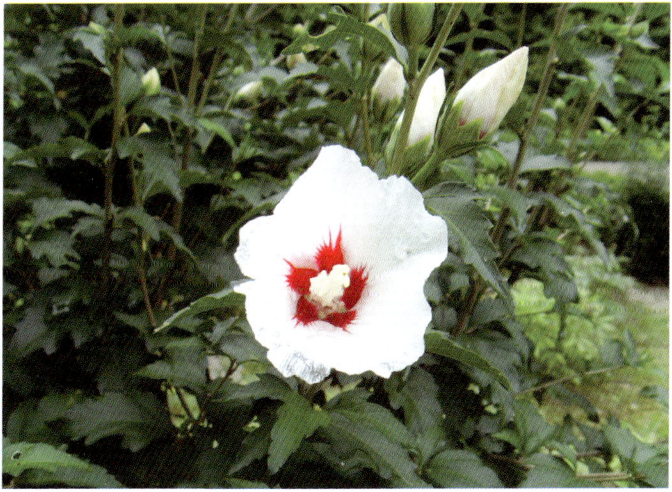

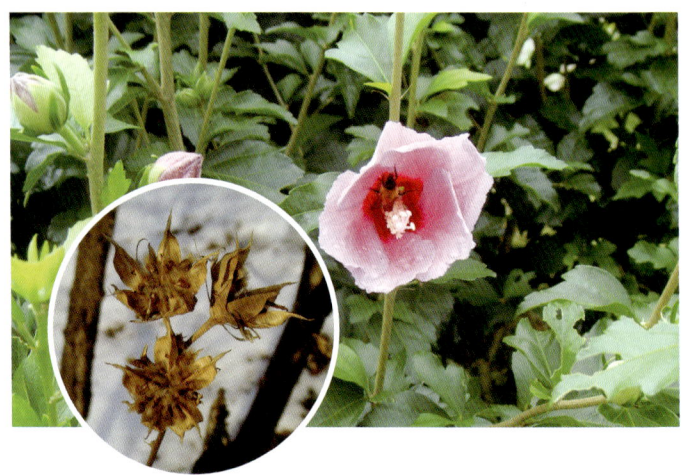

한방에서 무궁화 종자인 목근자는 담천·해수·편두통에 쓰고, 잎은 종기에 쓰고, 꽃은 청열·이습·양혈에 쓰고, 뿌리는 청열·해독·이습·소종에 쓰며, 목근피는 청열 작용과 살충 작용이 있어 옴·버짐·가려움증·피부병에 다른 약재와 처방한다.

민간에서 무궁화의 부드러운 잎을 차나 효소로 만들어 먹고, 이질에는 꽃을 따서 찹쌀과 섞어서 밥을 만들어 먹었고, 무궁화의 꽃봉오리를 쪄서 향신료와 간장을 만들어 먹었고, 여성의 질에서 흘러나오는 분비물인 적백대하나 음부의 가려움증에 목근피를 달여서 세척을 하거나 목욕을 하였고, 장 출혈에 목근피를 달여 먹었고, 치질이나 탈항에는 달인 물로 환부를 세척하고 증기를 쐬고 가루를 내어 붙이면 좋은 것으로 알려져 있다.

대추나무

대추나무의 원산지는 유럽 동남부와 아시아 동남부이고 정원이나 밭둑에 심는다. 갈잎큰키나무로 높이는 8~10m 정도이고, 잎은 어긋나고 반질반질하고 가장자리는 잔톱니 모양이고, 가지에는 가시가 있다. 꽃은 5~6월에 잎겨드랑이에 녹색으로 피고, 열매는 9~10월에 붉은색 타원형 핵과로 여문다.

12경맥에 좋다

대추씨를 깨서 알맹이를 쓰기 때문에 산조인으로 부른다. 산조인은 노란색이 될 때까지 볶으면 신경정신을 다스리는 것으로 알려져 있다. 조인과 조육은 건위 강장제로 복통이나 불면증에 좋아 예로부터 '숙용치불면, 생용치호면'이라 했다. 즉, '산조인을 생것으로 먹으면 잠을 적게 하고, 볶아서 쓰면 잠이 잘 오게 한다'는 뜻이다. 우스갯소리로 생대추는 각성제로 신혼부부에게 권하고, 볶은 것은 불면증 환자에게 권한다. 오랫동안 산조인탕을 복용하면 불면증이 사라지고 정력과 스태미나에 좋다.

산대추나무 열매의 속 부분인 산조인은 껍질이 적갈색이고 둥글고 납작한 모양을 갖추고 있다. 산소인은 한약제로 신경을 안정시키고 잠을 잘 오게 하고 히스테리, 노이로제의 치료약으로 쓴다.
『천금방』에서 몸이 약하고 가슴이 답답하고 손과 발에 열이 있으면서 잠이 잘 오지 않을 때는 대추 30알과 파뿌리 7개를 달여 먹으면 숙면을 취할 수 있다고 말하고 있다. 불면증이 심한 사람은 대추 10개와 파뿌리 3쪽과

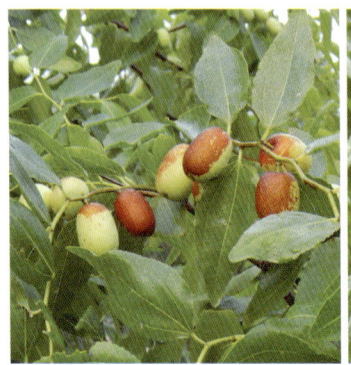 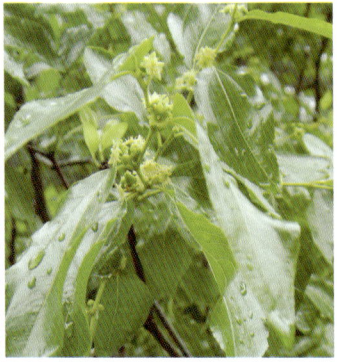

물 두 컵을 약한 불로 달여 반절이 되면 취침 2시간 전에 물처럼 마시면 잠을 편히 잘 수가 있다. 예로부터 대추는 한약재로 귀하게 쓰여 한방에서 보약에 빠지지 않고 들어간다. 신경 안정이나 노화 예방, 피부 미용 등에 좋은 것으로 알려져 있다.

한방에서 대조라 부르며, 성미는 달고 따뜻한 성질이 있어 해독제로 처방할 때 쓴다. 대추는 부족한 것을 보하고 독을 제거하는 성질을 가지고 있어 약방의 감초처럼 쓰고, 주로 이뇨 · 강장 · 건위 · 진정 · 자양에 다른 약재와 처방한다.

민간에서 대추 종자가 정력에 좋아 자양, 강장제로 수시로 먹었고, 대추나무 껍질 달인 물은 혈변이나 고혈압에 썼다. 화상의 환부에 발랐고, 대춧잎으로 즙을 내어 피부병인 부스럼에 발랐고, 열매나 잎은 신경을 편하게 하는 성질이 있어 불면증에 달여 먹었다.

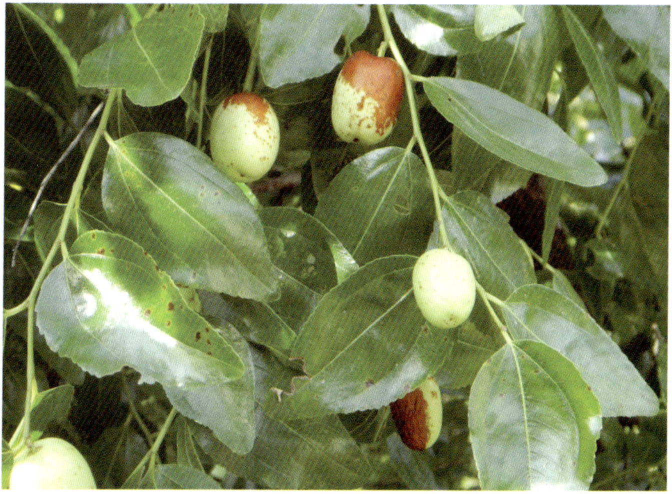

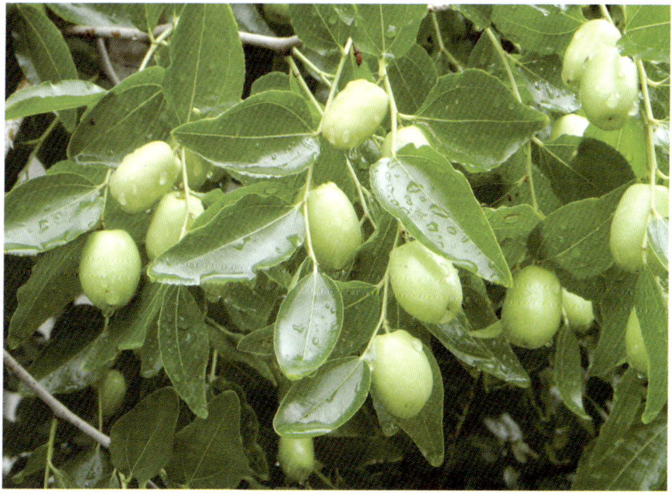

나무의 한방 약효비방 | 33

감나무

감나무의 원산지는 한국, 중국, 일본이고, 집 주변과 밭에 심는다. 갈잎 큰키나무로 높이는 5~15m 정도이고, 잎자루에 털이 있고, 나무껍질은 비늘 모양으로 갈라진다. 꽃은 5~6월에 왕관 모양의 연한 노란색으로 피고, 열매는 10월에 둥글고 주황색 또는 붉은색의 장과로 여문다.

숙취해소 · 딸꾹질 · 이뇨 · 중풍 · 지사 · 고혈압에 좋다

감나무는 식용, 약용, 관상용, 공업용으로 가치가 높다. 감은 주로 생감이나 홍시 열매를 생식하거나, 고종시(어린 열매의 핵) · 반시(열매를 조각된 것) · 곶감(곶시) · 연시 · 백시 · 오시 · 침시 등으로 구분하고 식용할 수 있다. 감꼭지는 딸꾹질을 멈추게 하는 약으로 쓰인다. 딸꾹질은 횡격막의 경련으로 생기는 병이다. 그래서 깜짝 놀라게 해도 종종 멈추는 경우가 많다. 그래도 멈추지 않을 때는 곶감에 붙어 있는 감꼭지 5g에 감초 1g을 넣어서 100cc의 물에 달여 마시면 딸꾹질이 멈춘다. 감꼭지가 없을 때는 곶감 3개와 댓잎 60장을 끓여서 마시면 딸국질이 멈춘다.

감잎에는 비타민 C가 풍부하다. 봄에 감잎의 새순으로 만든 감잎차는 고혈압에 좋고, 감꼭지는 딸꾹질이나 이뇨 작용에 쓰고, 곶감을 태운 가루로는 치질에 쓰고, 떫은 맛은 설사에 좋고, 떫은 감을 갈아서 즙액으로 치질의 출혈에 썼고, 감꼭지를 약으로 쓸 때는 서리 맞은 감꼭지를 햇볕에 말려서 쓴다.

『동의보감』에서 "홍시는 갈증을 멈추게 하고, 심열을 치료하며, 주독과

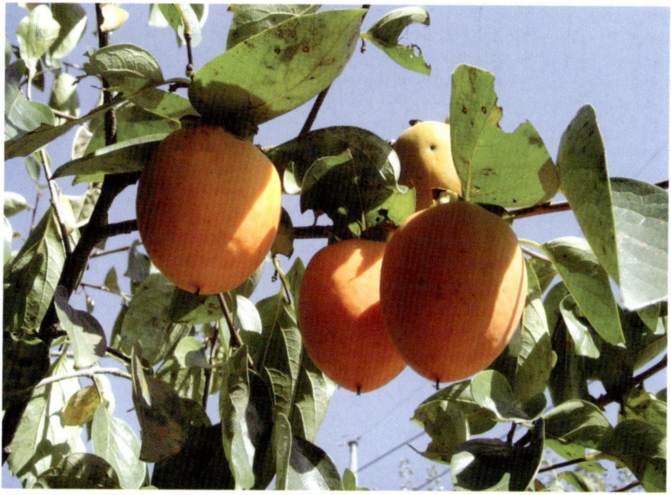

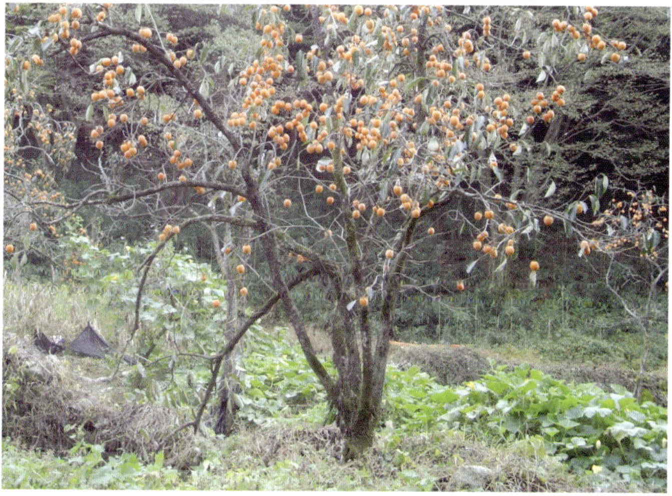

나무의 한방 약효비방 | 35

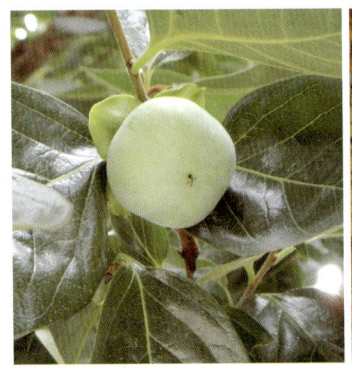 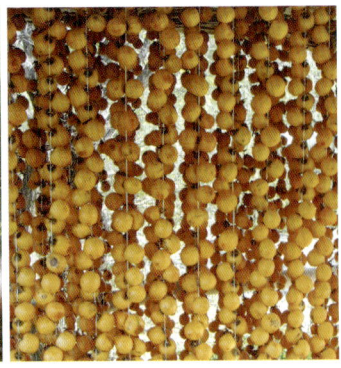

열독을 풀어주어 위의 열을 내리고 입이 마르는 것을 낫게 하며 토혈을 멈춘다"고 했고, 『명의별곡』에서 "홍시는 술독을 풀어주고 위열을 제거하며 입이 마르는 것을 없애 준다"고 했고, 『식료본초』에서 '산후에 열이 계속 나고 한기로 인하여 팔다리가 쑤시고 아플 때 서리 맞은 감을 하루 3개씩 먹으면 낫게 된다'고 했다.

한방에서 성숙한 꽃받침을 시체로 부른다. 딸국질, 구토, 야뇨증에 다른 약재와 처방한다.

민간에서 숙취에는 홍시를 먹었고, 감꼭지를 달여 그 물을 상복하여 유산을 방지하였고, 뱀에 물리거나 화상·동상을 입었을 때와 옻이 올랐을 때는 감즙을 짓찧어 붙였고, 독사에 물리거나 벌에 쏘였을 때는 시삽을 환부에 붙였다. 감은 차가운 성질이 있어 몸이 냉한 사람과 임신부, 변비가 있는 사람은 주의를 요한다.

은행나무

은행나무의 원산지는 중국이고, 집 주변이나 공원, 가로수로 심는다. 갈잎큰키나무로 높이는 10~30m 정도이고, 잎은 부채 모양으로 어긋나고 한 곳에서 여러 개가 뭉쳐 나고, 꽃은 4~5월에 잎겨드랑이에 녹색으로 피고, 열매는 9~10월에 구슬 모양의 핵과로 여문다.

요실금·전립선에 좋다

은행잎에는 혈관을 튼튼하게 하고, 혈액의 끈끈함을 적게 하고, 말초혈관의 저항을 감소시켜 변조되고 훼손된 조직을 회복시켜 주는 성분이 함유되어 있는 것으로 밝혀졌다.

『동의보감』에서는 "은행은 배뇨를 억제한다"고 한다. 습열로 인해 소변 색깔이 희고 대하의 색깔이 노랗고 냄새가 심할 때 효과가 있고, 은행은 방광 입구의 근육을 강화시키기 때문에 여성의 요실금이나 남성의 전립선에 좋다. 은행은 진해, 강장, 보익에 효능이 있고, 은행씨를 태우거나 삶아서 그 즙과 함께 먹으면 가래, 기침을 진정시킬 수 있다.

은행 열매에는 유독 성분이 있어 반드시 익혀 먹어야 한다. 『연수서』에 시 "배 고픈 사람이 은행을 밥 대신 배불리 먹고 다음날 죽었다"는 기록이 있는 것을 볼 때 한 번에 다량으로 먹어서는 안 된다.

은행 열매를 한 번에 20개 이상 먹거나 날것으로 먹으면 위장을 해치거나, 복통·설사·발열·경련을 일으킬 수 있기 때문이다. 심할 때는 중독이 되는 것으로 알려져 있기 때문에 사람의 체질에 따라서 유독성분이

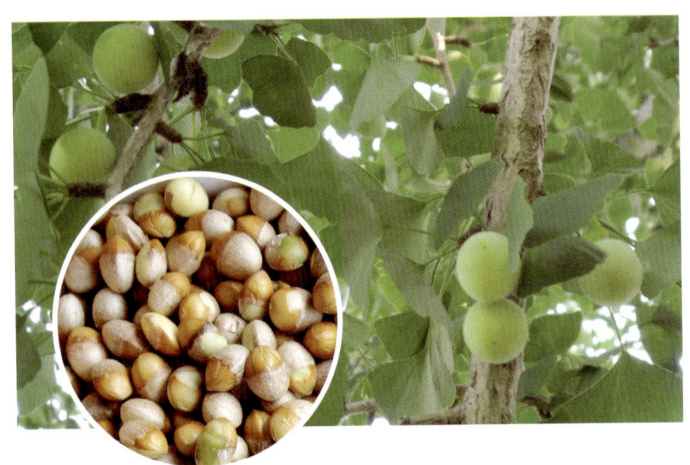

오르기도 하니 주의를 요한다.

최근 임상 실험에서 은행에는 항균 작용이 있어 결핵균·포도상구균·연쇄상구균·디프테리아균·탄저균·대장균의 발육을 억제하는 작용이 있는 것으로 밝혀졌다. 은행나무 열매와 겉껍질에는 약간의 유독성 성분이 있기 때문에 냄새가 나고 피부에 닿으면 염증을 일으킬 수 있다.

한방에서 은행 껍질을 벗긴 백과는 해수·가래·천식에, 뿌리인 백과근은 허약한 기를 보하는 데 쓰고, 백과엽인 잎은 흉민심통·심계정충에 다른 약재와 처방한다.

민간에서 두부나 젖을 먹고 체했을 때, 백일해, 야뇨증의 어린이에게 은행을 먹였다.

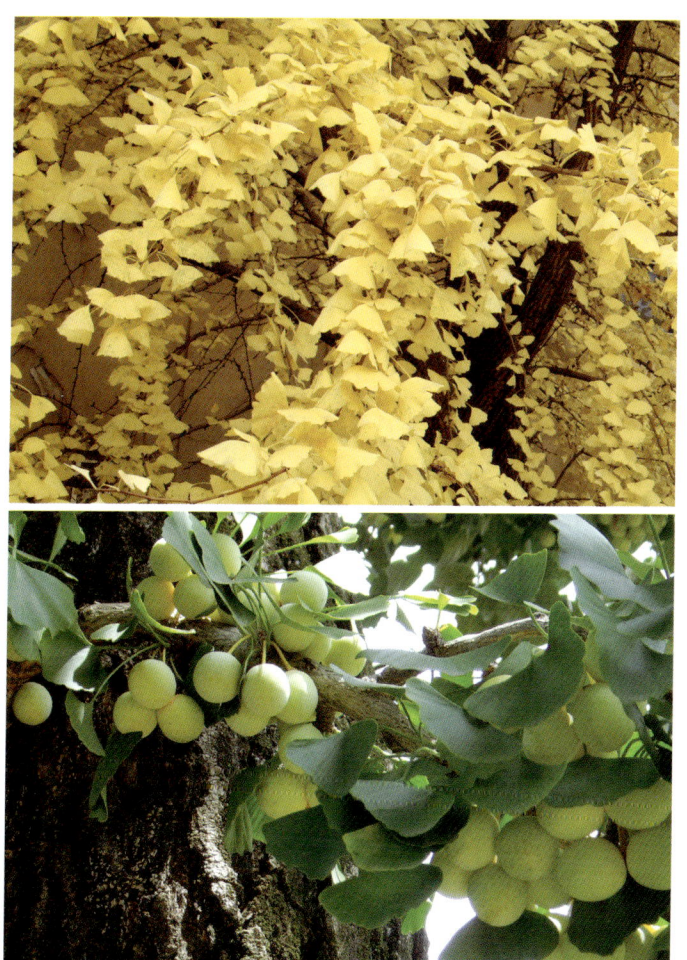

대나무

왕대는 중국이 원산지이고 중부 이남의 산이나 바닷가에서 자란다. 늘푸른큰키나무로 높이는 10~20m 정도이고, 잎가장자리는 잔톱니 모양이고 줄기는 녹색으로 곧게 자라고 속이 비어 있고, 마디 사이가 길고 마디에서 2개의 가지가 난다. 꽃은 6~7월에 드물게 피고, 열매는 9~10월에 붉은 빛이 도는 포도알 모양으로 여문다.

✚ 석죽차(石竹茶)는 화병·혈액 순환·숙취 해소 등에 좋다

대나무는 오래전부터 잎과 줄기, 뿌리는 물론 새싹까지 모두 약재나 음식의 재료로 쓴다. 중국에서만 발견되고 있는 판다곰이 가장 좋아하는 것이 댓잎과 죽순이다. 죽순이 땅 위에 나타나기 전에 캐낸 것을 동순 또는 포순으로 부른다. 찬영의 순보에 의하면 "캐낸 죽순은 햇볕을 못 보게 하는 것이 좋다. 죽순은 소갈에 좋고 눈을 맑게 하고 열기를 없애고 각기에 효험이 있다" 라고 기록되어 있다.

대나무 잎을 '고죽엽' 이라 한다. 대나무 잎차는 막힌 속을 시원하게 풀어준다. 대나무 새순을 음지에서 말려서 잘게 썰어 만든 '석죽차' 는 화병을 다스리는 데 좋은 것으로 알려져 있다. 죽순은 중국 음식과 일본 음식에서 빠지지 않는 고급 음식재료. 죽순의 '티록신' 이라는 단백질은 신경세포를 활성화해 주기 때문에 스트레스 해소에 도움이 된다. 죽순에는 단백질, 무기물, 비타민B, 식이섬유가 풍부해 변비해소나 숙변제거·이뇨 작용·대장암 예방에 좋다.

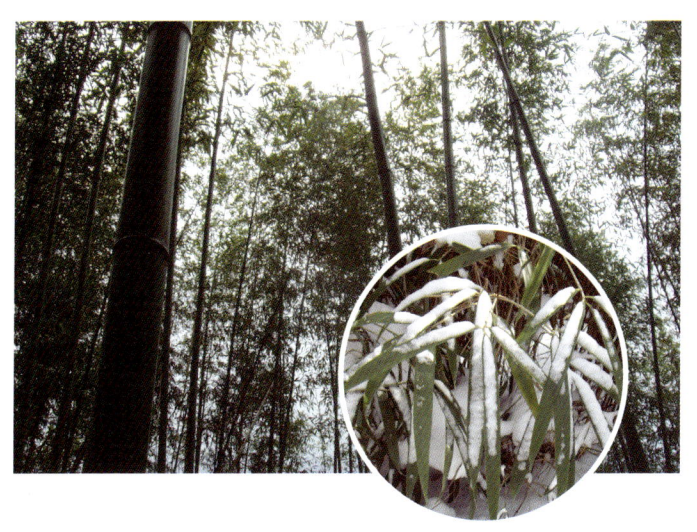

최근 임상 실험에서 죽순은 혈중 콜레스테롤 수치를 떨어뜨려 동맥경화 예방과 혈액 순환에 도움을 주는 것으로 밝혀졌다. 대나무 수액은 고로쇠 수액보다 효능이 뛰어난 것으로 알려져 있다. 대나무에서 나오는 기름이 '죽력'이다. 큰 왕대를 50cm 정도 길이로 잘라 쪼개어 하룻밤 물에 담근 후 참대에 불을 지펴 왕대 기름을 진액으로 받아 약용으로 쓴다. 죽력은 차가운 성질을 가지고 있기 때문에 몸이 냉한 사람, 소갈이 있는 사람, 해수가 있는 사람에게는 좋지 않다.

『동의보감』에서 "죽순은 달고 약간 찬 성질을 가지고 있기 때문에 빈혈과 갈증을 없애 주고, 체액이 원활히 순환되도록 하고 기운을 북돋아 준

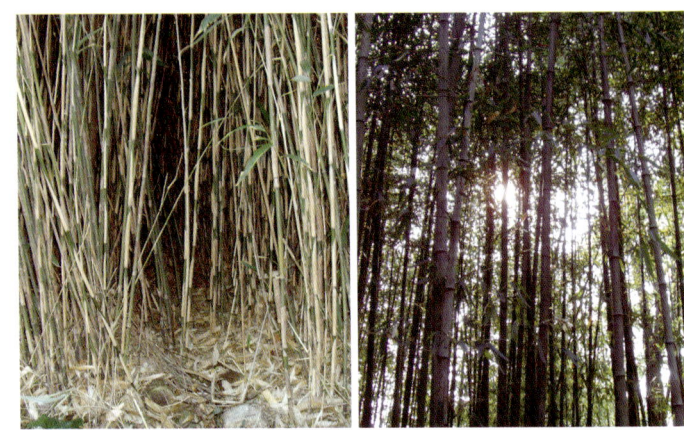

다"고 하여 화를 다스려 준다. 산죽순의 어린 새싹은 열을 내리는 효능이 있어 평소에 스트레스에 시달려도, 화, 분을 자주 내는 사람이 산죽순차를 마시면 상기된 기운을 내려 준다.

대나무줄기를 불에 구우면 나오는 기름이 죽력인데 이것은 담을 없애는 데 쓴다. 죽순이 자라다가 검게 된 것을 선인장이라 하고 이것을 어린아이가 젖을 토할 때나 경기를 할 때 쓰면 효과가 좋은 것으로 알려져 있다.

한방에서 댓잎을 고죽엽으로 부른다. 화병에 다른 약재와 처방한다.
민간에서 어린 댓잎을 차로 마셨고, 여자의 질염을 치료할 때 산죽을 진하게 달여서 마셨다.

향나무

향나무는 산기슭이나 평지에서 자라며 정원에 심는다. 늘푸른큰키나무로 높이는 10~20m 정도이고, 어린 가지에 뾰족하고 짧은 바늘 모양의 잎이 달리고, 나무에서 향내가 난다. 꽃은 4월에 가지 끝에 노란색으로 피고, 열매는 이듬해 10월에 둥그란 구형인 검은 자주색으로 여문다.

해독에 좋다

예로부터 향나무는 청정을 뜻하기 때문에 궁궐에 심었고, 조선 시대 왕실에서 홀은 5품의 벼슬로 향나무로 명패를 만들어 소지하게 했고, 사찰에서 수행자는 바리때와 수저를 향나무로 만들어 음식을 먹었다.

중국에서는 보배로운 소나무처럼 생겼다 하여 향나무를 보송이라고 부르고, 북경의 쯔긴청 내에 오래된 거목 향나무를 쉽게 구경할 수 있다. 향나무는 공기를 정화하는 정화수로 알려져 있어 사찰이나 향교를 비롯하여 공공장소에 많이 심었다.

향나무의 향이 좋고 사시사철 푸르름을 간직하기 때문에 물가에 향나무를 많이 심었고, 향나무는 다른 나무와 달리 분재처럼 생김새를 다듬어 낼 수 있다는 이유로 선비들에게 사랑을 받아 고택의 정원에 심었고, 우물가 옆에 향나무를 심으면 향나무 뿌리가 수질에 영향을 주기 때문에 물맛이 좋다 하여 심었다.

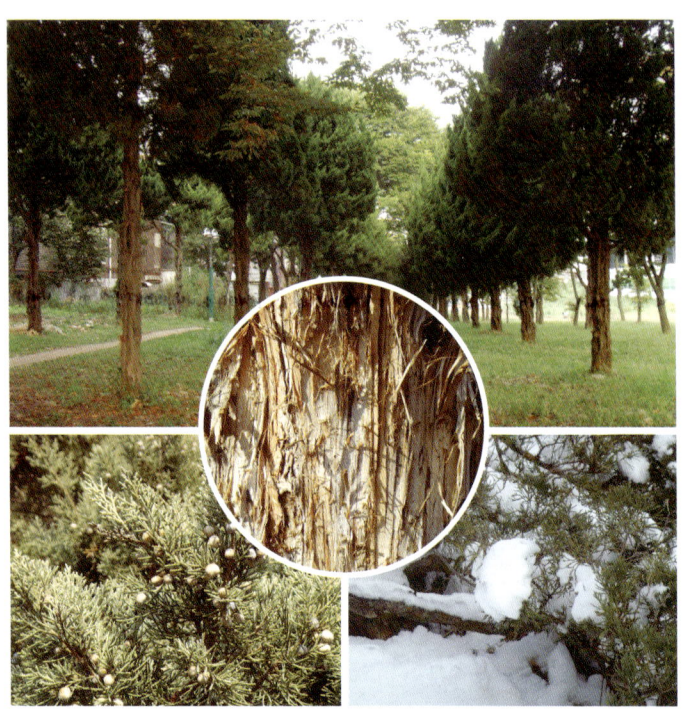

한방에서 잎을 회엽으로 부른다. 어린 가지나 잎을 채취하여 말려 해독, 거풍, 산한, 활혈, 해독, 소종 등에 효능이 있고, 풍한·감기·관절염·통증· 습진 등에 다른 약재와 처방한다.

민간에서 향나무 생잎을 짓찧어 종기나 두드러기에 붙였고, 폐의 종양에 향나무를 잘게 썰어 우려낸 물을 마셨다.

밤나무

밤나무는 산기슭이나 밭둑에서 자란다. 갈잎큰키나무로 높이는 10~20m 정도이고, 잎은 어긋나고 가장자리에 날카로운 톱니가 있고, 꽃은 5~6월에 누런 빛이 도는 흰색으로 길게 늘어져 피고, 열매는 9~10월에 가시로 싸인 밤송이 안에 갈색의 씨가 1~3개씩 들어 있다.

밤을 보고 지나치지 마라

예로부터 밤 3개를 먹으면 보약을 먹는 것과 같다고 했다. 『동의보감』에서 "하혈, 토혈할 때 밤껍질을 태워 상복하고, 설사를 할 때 구운 밤 20개를 먹으면 되고, 허리와 다리에 힘이 없을 때 하루에 생밤 10개를 먹어라"고 전한다.

밤은 보양제

밤은 한자로는 율이고, 밤나무 열매는 한방에서 율자라 부른다. 밤은 성질이 따뜻하고 오장육부의 장기를 도와 소화 기능을 튼튼히 하고 신장을 보호하여 근육에 좋은 것으로 알려져 있고, 밤에는 탄수화물, 단백질, 지방, 칼슘, 인, 철분, 무기질, 비타민, 펜토산 등 영양소가 풍부하다. 밤나무의 껍질 달인 물은 과음했을 때 주독을 해독하는 데 쓰고, 토혈이나 하혈에는 밤송이를 내워 새를 먹었고, 밤송이를 태워 원형탈모나 대머리에 발랐고, 잠을 잘 때 코를 골며 치아를 갈 때 밤을 먹었다.

젖먹이 아이의 이유식으로 알맞아 젖이 부족할 때 밤가루를 밥물에 풀어 끓여서 밤가루와 백설기 가루를 섞어 암죽을 끓여 먹기도 했다. 아름다운 피부를 유지하기 위하여 주름살에 밤 속껍질을 음지에 말려서 가루내어

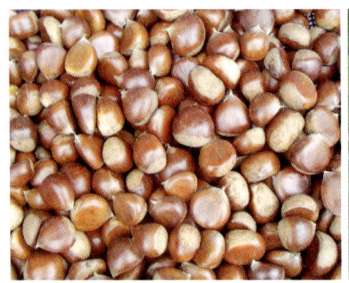
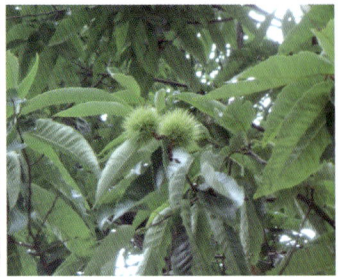

꿀과 율무와 함께 섞어 팩을 하였다. 밤은 각종 음식 및 밤술을 만들어 먹을 수 있고, 꽃과 열매는 약용으로 쓴다. 껍질은 탄닌이 많아 염료의 재료로 쓴다.

한방에서 꽃, 밤, 껍질, 나무껍질을 약재로 쓴다. 밤은 위와 장을 좋게 하고, 신장(콩팥)의 기능을 도와 혈액 순환을 돕고, 혈변의 지혈 작용을 돕고, 허약체질인 사람, 설사가 잦은 사람, 잦은 근육통이나 구토에 다른 약재와 처방한다. 밤나무 껍질은 토골피)로 탄닌 성분이 많아 수렴, 지혈, 지사제로 쓰인다. 밤은 몸을 보신하는 용도인 보양제로 다른 약재와 처방한다.

민간에서 밤송이에는 세균을 죽이는 향균 작용이 있어 달인 물로 어린이 피부의 태독에 쓰고, 피부염에 밤나무 껍질을 달여 마셨고, 천식이나 기침(해수)에 속껍질을 달여 마셨고, 생선뼈가 목에 걸렸을 때 밤의 흰색 껍질을 달여 마셨고, 옻독에는 잎을 짓찧어 발랐고, 타박상이나 벌레에 물렸을 때 껍질을 달인 물을 환부에 발랐다.

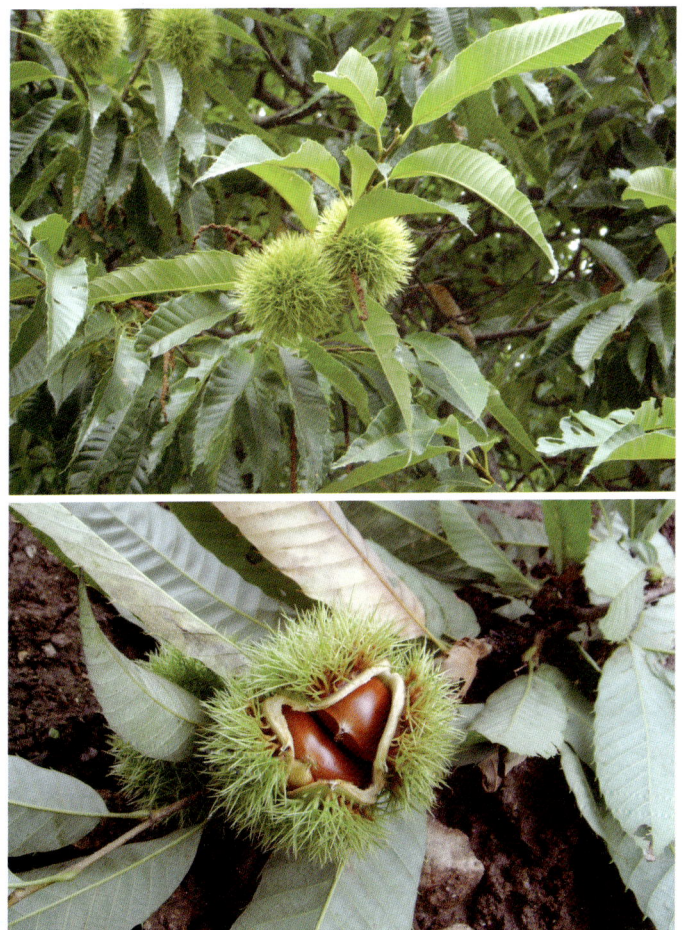

참나무

상수리나무는 햇볕이 잘 드는 산에서 자란다. 갈잎큰키나무로 높이는 20~25m 정도이고, 잎은 긴 타원형으로 어긋나고 뒷면에 갈색의 털이 있고, 가장자리에 날카로운 톱니가 있다. 꽃은 5월에 밑으로 처져 원통 모양의 노란색으로 피고, 열매는 이듬해 10월에 단단하고 둥근 갈색의 도토리로 여문다.

민간에서는 장이나 간장을 담글 때는 나쁜 냄새를 빨아내기 위해 참나무 숯을 띄웠고, 떡갈나무 수피인 적룡피는 천연 염료로 쓰고, 상수리나무에는 술의 향기와 맛에 영향을 미치는 '모락톤' 이라는 성분의 함량이 높아 술통으로 이용되고 있다. 참나무는 재질이 단단하고 나무결이 좋아 사찰이나 일반 한옥을 지을 때 재료로 썼고, 선박이나 고급 가구재나 내장재를 만드는 데 썼고, 수레바퀴, 갱목, 건축재, 펄프 및 합판재 등으로 이용된다.

소나무는 송진이 있어 연기가 맵지만, 연기가 적은 참나무 숯은 단단하고 불길이 좋아 숯 중에 으뜸으로 여겨 소나무보다 화력이 좋아 장작과 숯으로 만들어 썼다. 참나무는 질 좋은 목재로 쓰고, 숯의 재료가 되고, 버섯용 대목으로 가치가 높다.

✤ 혈관 수축에 좋다

최근 졸참나무에서 항균 작용이 있는 것으로 밝혀졌다. 도토리에는 풍부한 전분과 떫은 맛을 내는 타닌, 유지방과 쿠에르사이트린 등 여러 성

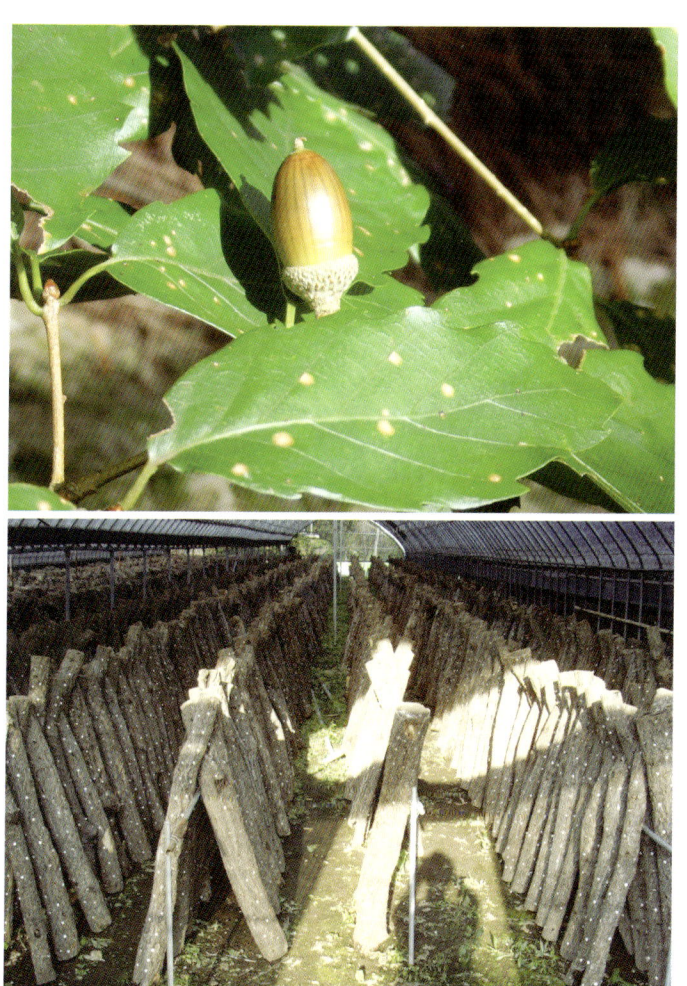

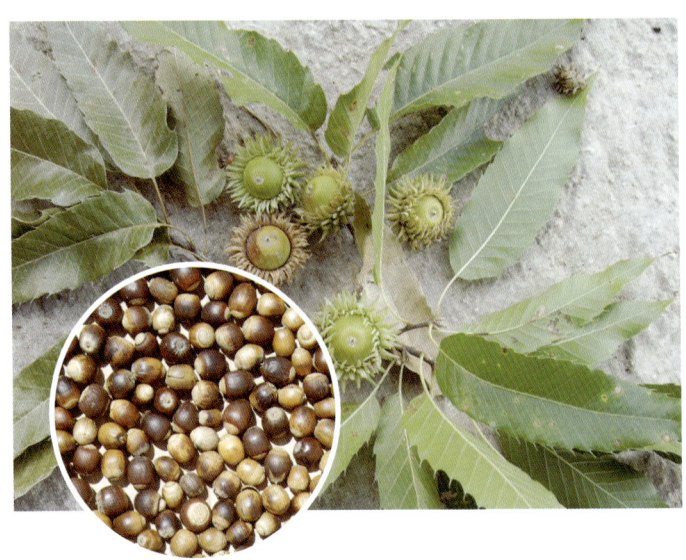

분이 함유되어 있어 식품과 약용으로 유용하게 쓰고, 염료(황갈색)로 이용된다.

한방에서 도토리의 여러 성분이 장의 혈관을 수축시키는 작용이 있어, 주로 설사・탈항・치질・거담・진통・지혈에 다른 약재와 처방한다.

민간에서 도토리는 가루를 내어 묵을 만들어 먹었고, 줄기에서 표고버섯을 재배하고 숯을 생산하였다. 여성병인 대하증에는 불에 데운 도토리를 가루로 만들어 미음을 쑤어 먹었고, 숯을 굽는 사람에게 무좀이 없고, 무좀에는 참나무를 건류하여 목초액을 만들어 발랐다.

산수유

산수유는 남쪽 지방의 산기슭이나 집 근처에 심는다. 갈잎큰키나무로 높이는 4~7m 정도이고, 잎은 끝이 뾰족하고 반질반질하고 마주 나고, 뒷면에 털이 많고, 나무껍질이 세로로 벗겨진다. 꽃은 3~4월에 잎보다 먼저 20~30송이씩 산형으로 노란색으로 피고, 열매는 9~11월에 긴 타원형의 붉은 핵과로 여문다.

요실금 · 전립선에 효험

산수유나무의 11월 성숙한 붉은색의 장과는 신맛과 떫은 맛이 있어 식용과 약용으로 가치가 높다. 산수유 열매의 신맛은 체내에서 수렴 작용을 하기 때문에 허약한 사람이 잠을 잘 때 땀을 많이 흘리는 사람이 상복하면 좋아지는 것으로 알려져 있다. 산수유는 약성이 따뜻하여 40대 이후에 신장 기능의 약화로 정수가 부족할 때, 허리가 아플 때, 하체가 약할 때, 음위를 강화하고자 할 때 산수유 차, 술, 효소로 먹는다.

열매의 씨를 뺀 산수유 술은 독이 없기 때문에 공복에 먹어야 효과를 크게 볼 수 있다. 간장과 신장의 기능을 강화해 주어 자양, 강장이 뛰어나 산수유로 술을 담가 몸이 냉한 사람이 취침 전에 소주 한두 잔을 장복하면 수렴 작용으로 혈액 순환을 개선할 수 있고 원기회복에 좋고 성기능이 좋아지는 것으로 알려져 있다.

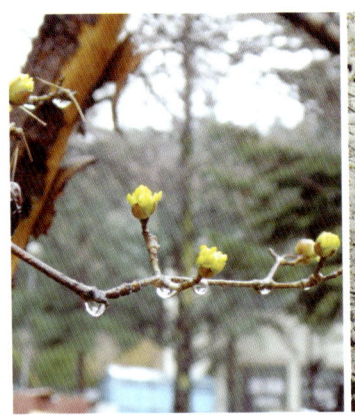 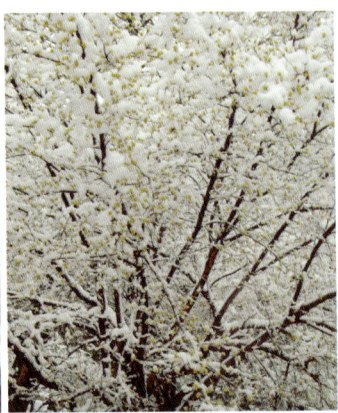

한방에서 열매를 산수유로 부른다. 잘 익은 열매를 따서 씨를 빼고 말려서 쓴다. 주로 요통·현기증·귀울림·빈뇨·강장·야뇨증·조루증·관절염·어지럼증·이명에 다른 약재와 처방한다.

민간에서 산수유는 신장의 기능을 좋게 하기 때문에 빈혈이나 심한 월경 출혈에 쓰고, 산수유는 여성의 자궁의 기능과 남성의 정력을 조절해 주기 때문에 월경 과다와 소변이 잦을 때 쓴다.

산수유 열매는 염색의 원료로 쓴다. 산행 중에 산수유와 비슷한 생강나무의 노란꽃은 꽃자루가 짧고 조밀하기 때문에 산수유와 구분이 가능하다. 산수유나무는 약용 수목으로 민가나 마을 근처에 심는다. 산수유는 무겁고 단단하며 무늬결이 치밀하다. 목재로서 이용가치가 적어 농기구자루, 세공재 정도로 이용된다.

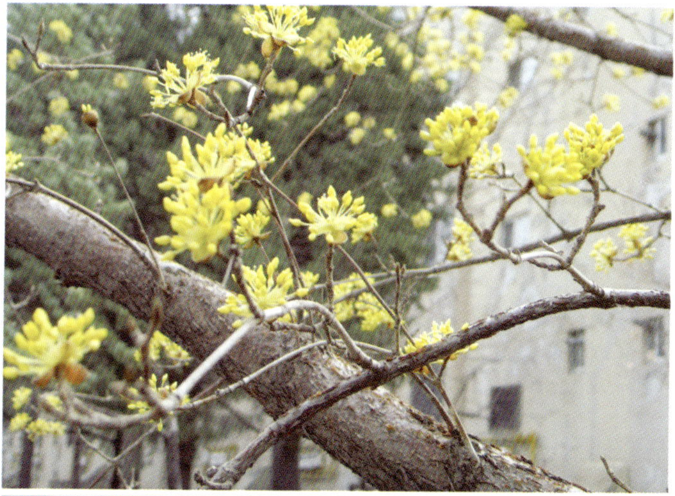

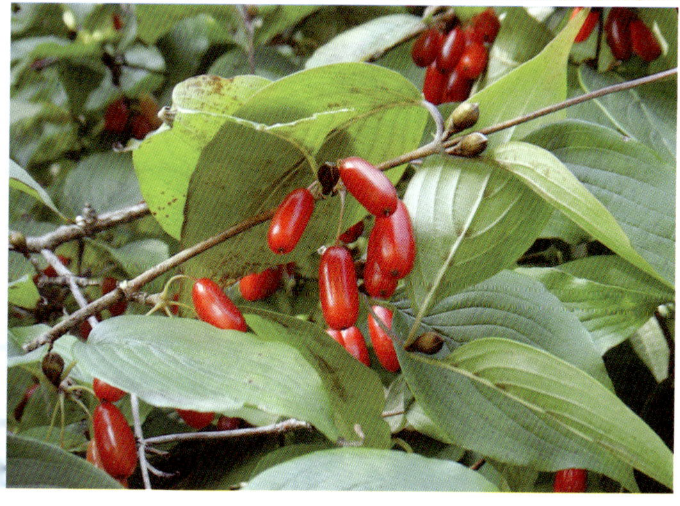

나무의 한방 약효비방 | 53

잣나무

잣나무는 우리나라 모든 지역에서 자란다. 늘푸른큰키나무로 높이는 20~30m 정도이고, 바늘 모양의 잎이 5개씩 나고, 어린 나무의 껍질은 잿빛을 띠는 흰색이지만, 오래된 나무는 진한 갈색으로 잘게 벗겨진다. 꽃은 5월에 햇가지 밑에 연한 황색으로 피고, 열매는 이듬해 9~10월에 솔방울보다 큰 잣송이로 여문다. 가지를 자르면 하얀 진액이 나온다.

건강식품으로 좋다

잣에는 단백질과 유지방 영양분이 풍부하여 각종 요리에 약방의 감초처럼 들어가고, 생식으로 먹을 수 있고, 잣으로 만든 음식 중에 잣죽이 유명하고, 강정, 전통차나 수정과 식혜에 잣을 띄워 먹었다. 수정과나 식혜에 잣 몇 개를 띄워야 맛이 나고, 잣 100g에서 670㎉의 열량이 나오기 때문에 으뜸으로 친다. 잣엿, 잣강정 등 고유 음식이나 신선로에서 은행과 함께 없어서는 안 되는 재료이다. 잣은 70% 이상 기름이 들어 있고, 올레인산, 리놀산, 팔미틴산 같은 필수지방산이 많다. 잣은 영양가가 풍부하고 성질이 따뜻하고 고소한 맛과 향이 있고, 자양, 강장제로 쓰고, 간, 폐, 대장에 좋은 것으로 알려져 있다.

중국의 『본초강목』에서 한국산 잣이 약효가 제일인 송자라고 기록되어 있고, 허준의 『동의보감』에서 "잣을 장복하면 몸이 따뜻해지고 불로장수하며 조금만 먹어도 영양이 되므로 죽을 만들어 상복하라"고 기록되어 있다. 잣술은 덜 익은 파란 솔방울을 넣어 만드는데 그 향기가 일품으로,

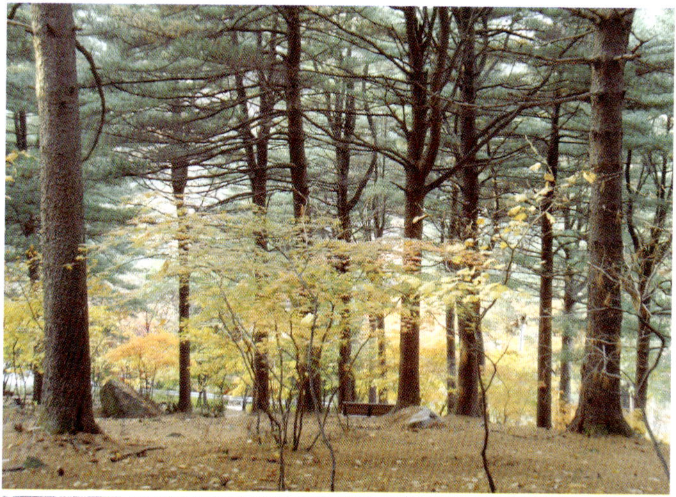

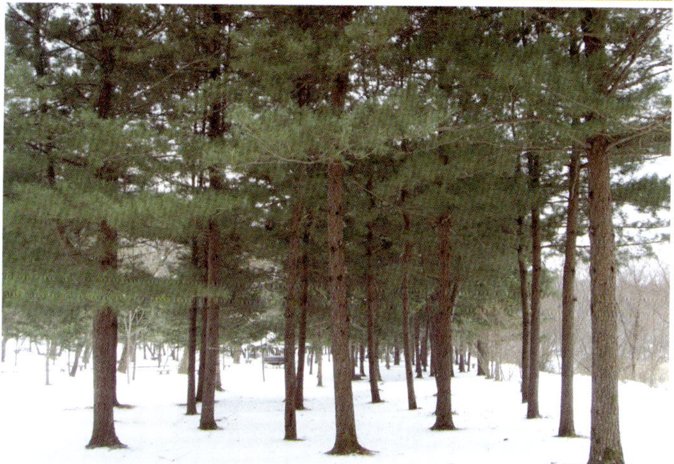

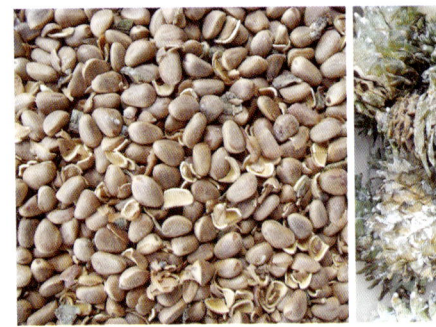
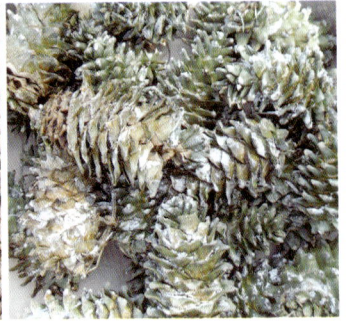

오랜 역사를 가진 약용주이다. 잣술을 담가 두었다가 정월 초하루에 마시면 액운을 물리칠 수 있다는 속설이 있다.

잣은 강장의 효능이 커서 신체가 허약한 사람이나 큰병을 앓고 난 사람의 원기 회복을 위한 보양식으로 최적이다. 수정과나 식혜에도 잣으로 맛과 모양을 내고 각종 과자를 만들 때도 많이 이용되고 있다. 최근에 잣죽을 서울의 향토음식으로 전문한과점과 죽 전문식당에서 상품화해서 각광을 받고 있다.

한방에서 잣을 '해송자, 송자인'으로 부른다. 대표적인 자양, 강장제로 쓴다. 주로, 폐와 장을 다스리므로 신체 허약, 어지러움, 기침, 폐결핵에 다른 약재와 처방한다.

민간에서 잎을 따서 말려서 가루내어 먹었고, 열매는 껍질을 까서 먹었고, 잎을 태운 재는 임질이나 매독에 쓰고, 열매의 속껍질은 화상에 쓰고, 송진은 티눈이나 상처에 붙였다.

때죽나무

때죽나무는 햇볕이 잘 드는 산에서 자란다. 갈잎큰키나무로 높이는 5~10m 정도이고, 잎은 어긋나며 가장자리는 잔톱니 모양으로 밋밋하다. 꽃은 5~6월에 종 모양으로 밑을 향해 흰색으로 피고, 열매는 9~10월에 달걀 모양으로 여문다. 씨에는 독이 있다.

물고기를 기절시키는 나무

때죽나무는 새로 자란 가지에서 꽃대가 나와 20여 송이 정도가 종 모양으로 조롱조롱 달리고 꽃이 아름답고 향기가 좋아 밀원식물로 가치가 높다. 우리나라, 중국, 일본에 분포하고 세계적으로 120여 종이나 된다. 옛날에 물이 부족한 섬에서는 때죽나무 가지에 띠를 매고 줄을 매달아서 빗물을 받아 식수로 사용을 할 때 물맛이 좋다 하여 '참받음물, 족낭'으로 불렀다. 때죽나무는 종 모양의 꽃이 긴 화경에 달려 2~5송이씩 모여 피고, 1cm쯤 되는 열매도 종 모양을 하기 때문에 영어로 스노벨(snow bell)로 부른다.

예전에는 때죽나무나 쪽동백의 푸른 열매를 갈아서 시냇가에서 물에 풀으면 물고기들이 삼시 기절을 할 때 손쉽게 잡기도 했다.

때죽나무는 식용, 약용보다는 관상용으로 가치가 높다. 때죽나무는 큰 나무로 자라지 않기 때문에 용재수종으로 쓰지 못하고 주로 장기알, 목기, 지팡이 등 세공물로 쓴다. 때죽나무는 양지바른 곳에서 잘 자라고 추위와 병충해, 공해에 강하다.

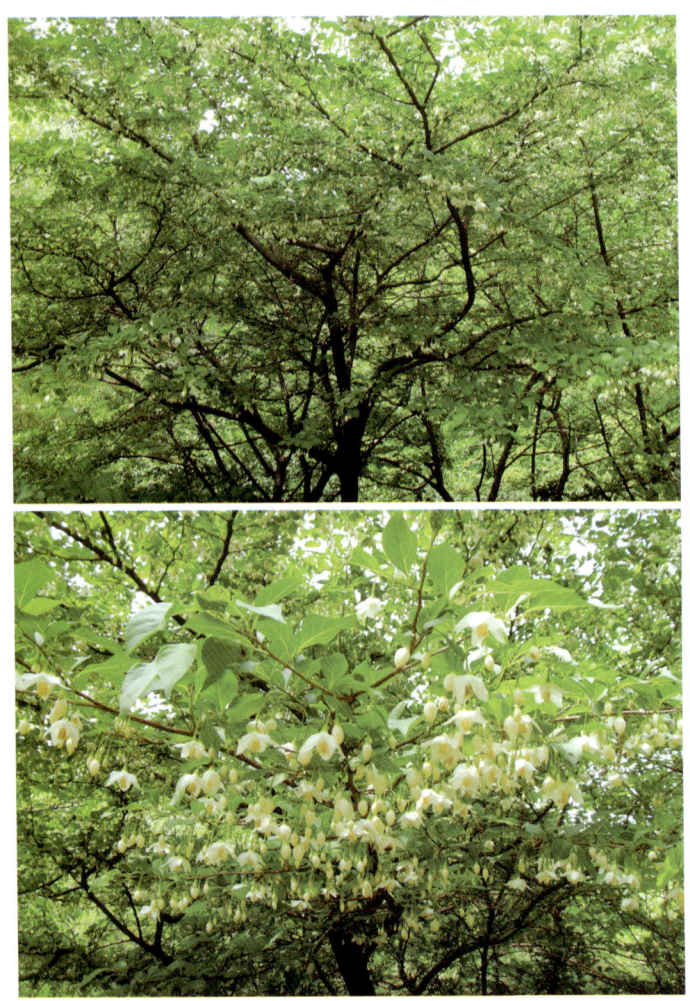

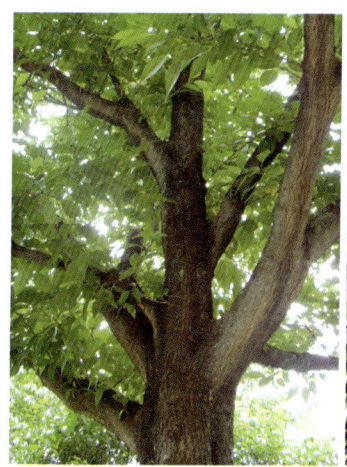 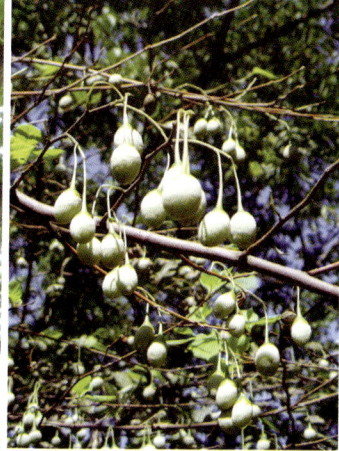

✤치통에 좋다

때죽나무 종자에는 글리세리드와 지방유, 에고놀이를 함유하고 있어 머릿기름으로 쓴다. 꽃은 향수의 원료나 통증을 완화하는 치통 치료약으로 쓴다.

한방에서 때죽나무를 '매마등', '제과돈'이라 하며 약용한다. 구충, 살충, 흥분성 기담, 기관지염, 후두염, 방부제 등에 쓴다. 또한 청화, 거풍제습의 효능이 있어 후통, 아통, 풍습관절염, 사지통 등에 쓴다.

민간에서 열매를 짜서 가래를 삭히는 데 썼고, 나무는 지팡이를 만들었다.

모과나무

모과나무는 정원이나 과수원에 심는다. 갈잎큰키나무로 높이는 6~8m 정도이고, 잎은 어긋나고 가장자리에 톱니기 있고, 줄기가 매끄럽고 껍질이 조각조각 떨어져 얼룩이 있다. 꽃은 5월에 연한 붉은색으로 피고, 열매는 9월에 단단한 타원형의 이과로 여문다.

"어물전 망신은 꼴뚜기가 시키고 과일전 망신은 모과가 시킨다"는 속담은 모과가 못생겼다는 것을 풍자한 것으로 모과는 못생긴 것일수록 향기도 좋고 약효가 좋은 것으로 알려져 있다.

기침에 좋다

중국에서는 2,000년 전부터 약용으로 이용하기도 했다. 열매는 향기가 강해 천연방향제로 사용할 수 있다. 모과 열매는 칼슘, 칼륨, 철분, 무기질이 풍부한 알칼리성 식품으로 신맛이 강해 생식은 부적합하지만 유자와 함께 달여 차로 마시거나 모과주를 담가 먹을 수 있다.

모과주는 기침, 기관지, 폐염, 이뇨, 강장제, 각기, 습비 등에 쓴다.

한방에서 열매를 명사로 부른다. 건과를 달여서 거담, 토사곽란, 설사 멈춤 등에 쓴다. 소담, 거풍습에 효능이 있고 주로 오심·이질·토사·근육통에 다른 약재와 처방한다.

민간에서 향기가 좋아 방향제로 많이 쓰고, 가을에 노랗게 익은 모과로 술을 담가 먹었고, 기침과 천식에는 모과차를 달여 먹었고, 각종 창에는 모과잎을 찧어 환부에 붙였다.

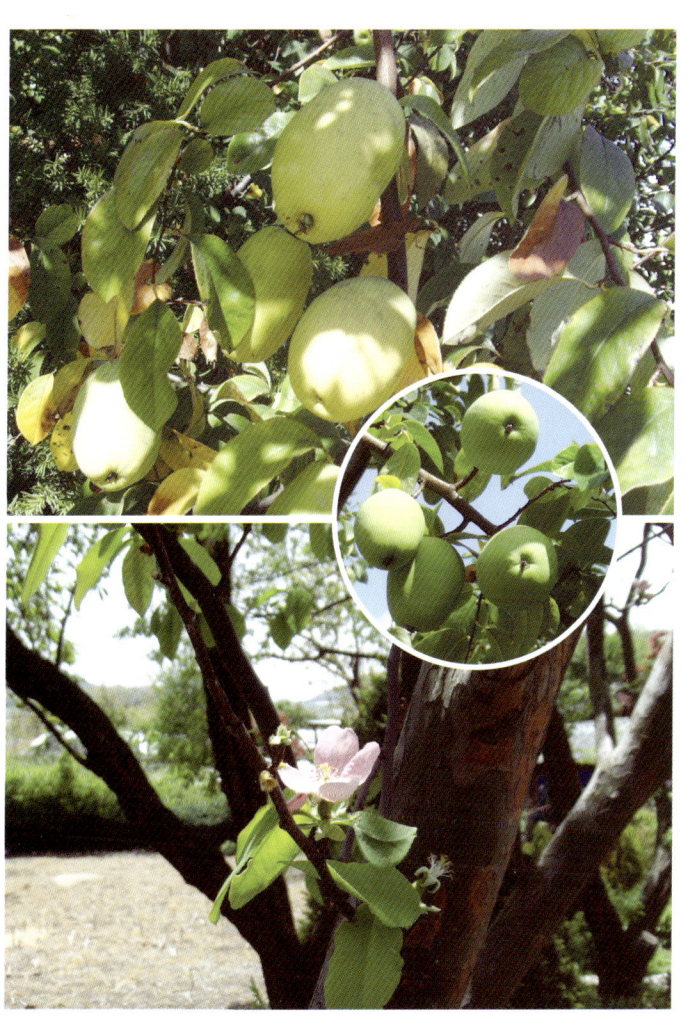

단풍나무

단풍나무는 정원이나 산 속 골짜기에서 자란다. 갈잎큰키나무로 높이는 5~10m 정도이고, 잎은 5~7갈래로 갈라진 손바닥 모양으로 마주 나고, 가장자리는 겹톱니 모양이고, 꽃은 4~5월에 가지에서 산방화서로 끝에 모여 붉은색으로 피고, 열매는 9~10월에 날개 모양이고 넓은 V자의 시과로 달린다.

✢ 가을을 붉게 물들이는 나무

단풍나무는 수종의 이름이기도 하지만 흔히 겨울을 준비하는 동안 나타나는 색상이 아름다워 모든 나무의 변색 과정을 '단풍든다' 고 하는 상징적 표현으로 사용하게 되었다. 단풍나무는 크게 내장단풍, 털단풍, 아기단풍으로 구분하고, 축수, 홍엽축, 축풍, 조선축풍, 조선단풍, 참단풍나무 등 다른 이름으로 부른다. 중국에서 들어온 중국단풍, 미국에서 들어온 은단풍, 일본에서 들어온 홍단풍 등도 있다.

한방에서 단풍나무를 계조축이라 하며 약용한다. 잎은 안검연염(눈꺼풀테염증, 눈다래끼의 일종)에, 뿌리줄기와 가지는 관절염, 사지 마비, 동통, 골절상 치료에 사용한다.

민간에서 단풍나무 수액을 혈당 개선, 비만 방지, 당뇨병 예방을 위해 음용한다.

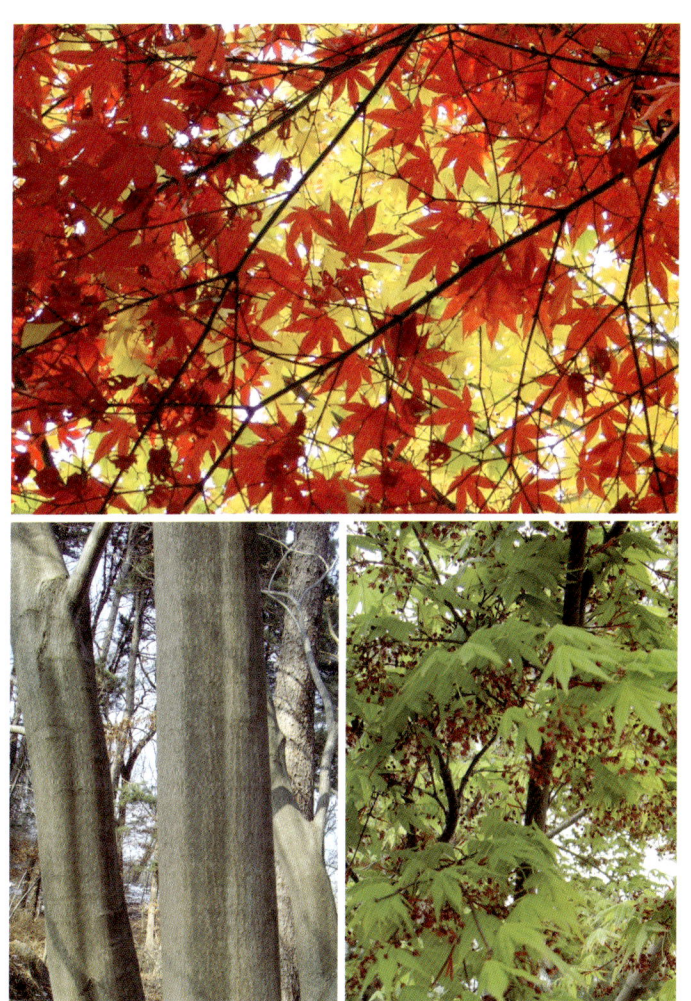

포도나무

포도나무 원산지는 아시아 서부이고, 밭이나 과수원에 심는다. 갈잎덩굴나무로 길이 6~8m 정도이고, 덩굴손이 잎과 마주 나고 다른 물체를 감으면서 자라고, 잎은 어긋나고 3~5갈래로 얕게 갈라진다. 뒷면에 흰색의 털이 있다. 꽃은 6월에 녹색으로 피고, 열매는 7~8월에 품종에 따라 검은색·붉은색·녹색 등 장과로 여문다.

원기회복, 혈관 질환 예방, 다이어트에 효과

20세기 들어 미국의 시사잡지「TIME」은 건강에 좋은 10대 음식으로 적포도주를 선정한 바 있다. 적포도주에 들어 있는 레스베라드롤 성분은 강력한 노화방지 효과가 있는 것이 밝혀졌다.

포도는 영양분이 풍부하여 다른 과일에 비해 건강적으로 매우 유익한 알칼리성 식품이다. 붉은 포도주에 있는 타닌과 페놀 성분은 혈관병인 고혈압·동맥 경화·심장병에 좋고 체지방을 분해시켜 다이어트와 건강에 좋다. 골다공증 예방과 피부미용에도 좋다.

혈관 질환 예방, 체지방 분해

「본초강목」에 "포도 생즙을 먹으면 소변이 잘 나오고, 소장을 통하게 하며 부종을 제거한다"고 했고, 중국「사천중약지」에서 "포도나무의 뿌리가 풍사를 몰아내고, 습사를 없애고, 소변을 잘 나오게 하고, 반신불수나 국소마비, 토혈, 구갈을 치료한다." 고 했다.

포도 발효주를 만들어 잠들기 전에 한 잔씩 마시면 노화 방지에 도움이

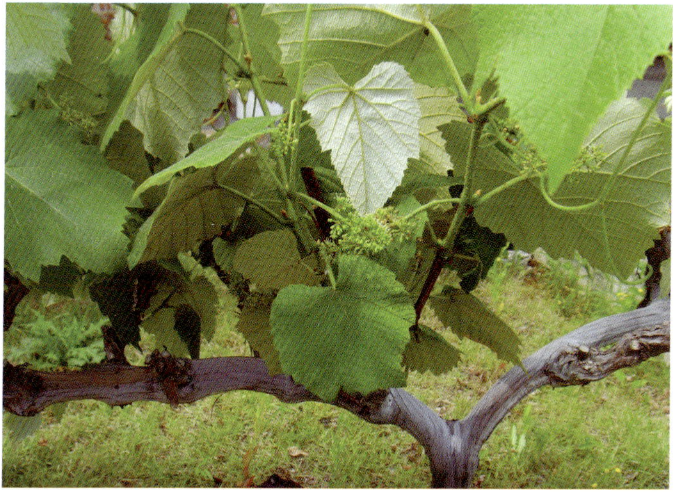

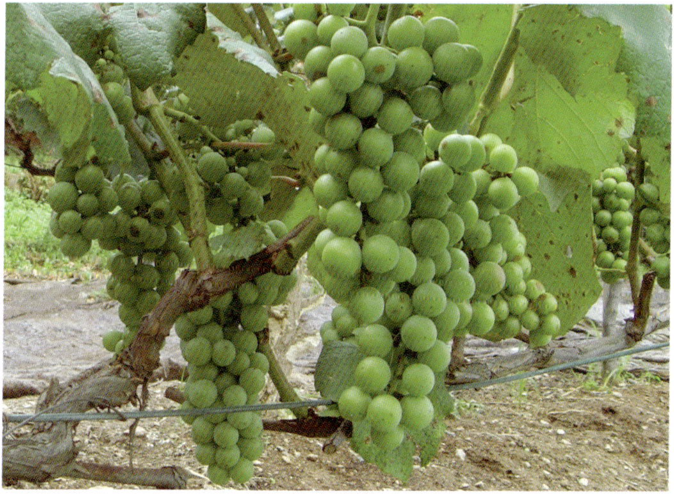

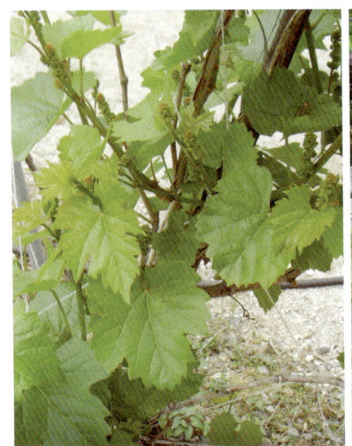 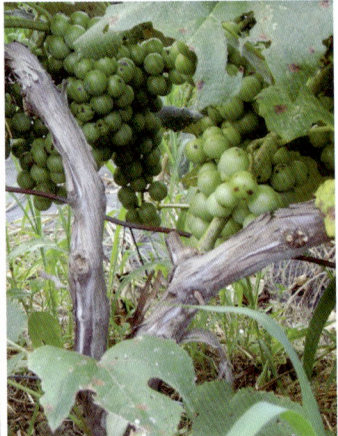

된다. 포도를 알면 건강이 보이듯이, 최근에 포도요법이 건강요법으로 뜨고 있다. 금식한 후에 1~2주간 포도를 먹으면 면역력이 좋아지고 다이어트에도 도움이 되고 회복도 빠르다. 피가 맑고 깨끗해야 혈액 순환이 잘 되고 건강 속에서 장수한다는 것은 불변의 법칙이다. 피가 흐리면 만병을 부른다. 암의 정체는 피의 오염에서 출발한다.

동맥 경화보다 더 무서운 것이 혈전이다. 생식 기능을 살리고 혈액을 정화하는 포도로 자연치유력을 높이고 몸이 산성화되는 것을 막아 준다.

한방에서 건포도는 혈압관리, 변비에 쓴다. 포도씨는 노인성 치매의 진행을 늦추고, 기억력 감퇴를 막는 데 쓰인다.

민간에서 성숙된 열매를 따서 잼·포도주·음료수·효소를 담가 먹는다.

진달래

진달래는 햇볕이 잘 드는 산과 들에서 자란다. 갈잎떨기나무로 높이 1~3m 정도이고, 타원형의 잎이 어긋나고 뒷면에 흰빛이 돈다. 꽃은 4~5월에 가지 끝에서 잎보다 먼저 1~5송이씩 연한분홍색이나 흰색으로 피고, 열매는 10월에 갈색의 원통 모양으로 여문다.

먹을 수 있는 꽃

철쭉이나 영산홍은 독이 있어 먹지 못하지만, 진달래는 먹을 수 있는 꽃이라 하여 참꽃, 창꽃으로 부르고, 철쭉은 먹지 못하기 때문에 개꽃으로 부른다. 진달래는 식용, 약용, 정원수로 가치가 높다. 진달래는 오래 된 줄기와 묵은 뿌리를 제외하고는 꽃, 잎, 햇가지, 뿌리를 약초로 쓴다. 진달래 꽃잎을 따서 빚은 술이 두견주이다.

진달래는 겨울을 이기고 살아남은 강한 생명력 때문에 힘을 상징한다. 진달래꽃을 앞뒤로 박아서 만든 두견전병을 사당에 천신하기도 했다. 우리 조상은 3월 삼짓날에 부녀자들이 산에 가서 진달래 꽃을 따서 전을 부쳐 먹거나 끓는 물에 살짝 데쳐 화채로 먹었고, 진달래꽃에 찹쌀가루를 묻혀 끓는 기름에 지진 두견화선을 먹으면 한 해 동안 부스럼이 없다고 믿었고, 진달래꽃이 여러 겹으로 피면 풍년이 든다는 속설이 전하고 있다. 중국에서는 진달래꽃을 좋아하여 미술과 예술 장식품에 소재로 자주 등장한다.

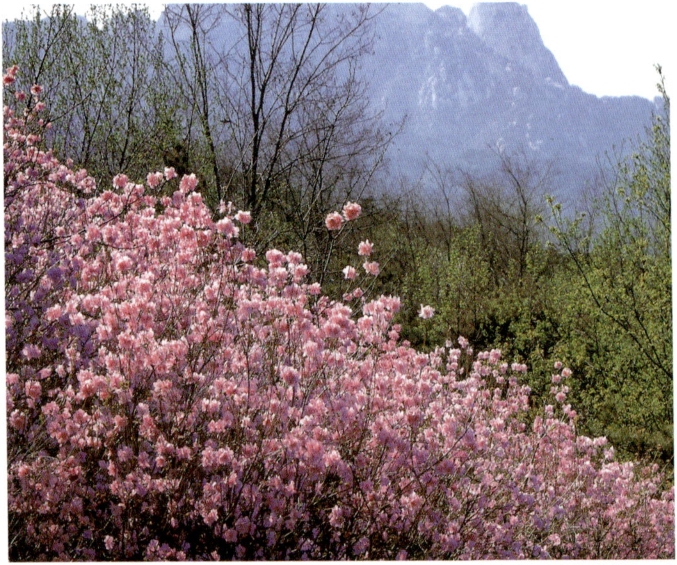

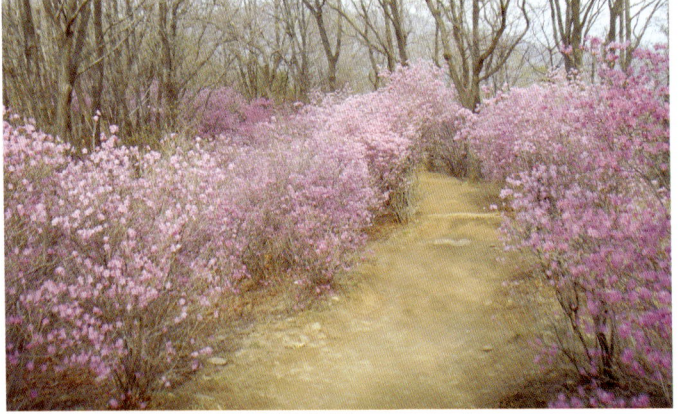

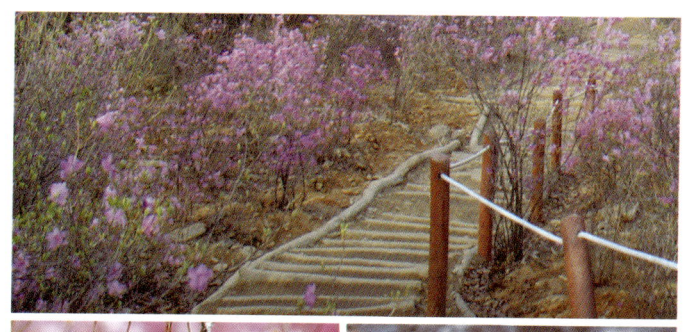

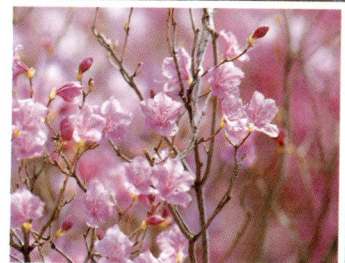
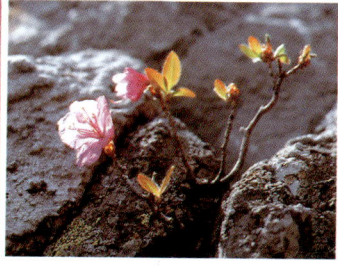

한방에서 꽃을 두견화 또는 만산홍으로 부른다. 진해·거담·통경·이뇨·해독에 효능이 있어, 주로 고혈압, 통풍, 신경통에 다른 약재와 처방한다.

민간에서 진달래 뿌리를 캐어 물로 씻고 삶은 물로 삼베나 모시에 물을 들였고, 줄기로 숯을 만들었다. 봄에 진달래꽃을 따서 임술과 수술을 제거한 후에 용기에 넣고 술을 부어 3개월 후에 먹는다. 가을부터 이듬해 봄까지 꽃이 피기 전에 잔가지나 뿌리를 캐어 잘게 썰어 차로 달여 먹거나 술을 담가 먹는다.

개나리

개나리는 중국이 원산으로 집 근처나 산기슭에서 자란다. 갈잎떨기나무로 높이 2~3m 정도이고, 타원형의 잎이 마주 나고 가장자리에 톱니 모양이거나 밋밋하다. 줄기는 모여 나고 가지는 많이 갈라져 빽빽하게 자라면서 밑으로 처진다. 꽃은 3~4월에 잎보다 먼저 겨드랑이에 1~3송이씩 노랑색으로 피고, 열매는 9~10월에 갈색 달걀 모양으로 여문다.

봄의 전령사

개나리는 식용, 약용, 관상용, 생울타리용으로 가치가 높다. 『선만식물지』에 의하면 우리나라와 만주 여러 지역에서 심었다는 기록이 있는 것으로 볼 때 우리 민족과 함께한 대표적인 꽃이다. 개나리는 다른 이름으로 개나리나무, 개나리꽃나무 등으로 부른다. 개나리는 『성경통지』에서 지단화는 노란색 꽃이 살구꽃보다 크기 때문에 분단화로 불렸다. 대체적으로 노란색 계통의 꽃이 가장 먼저 피고 그 다음 분홍색 계통 꽃이 봄의 절정을 알려주고 나면 하얀 꽃들이 핀다.

꽃들의 마라톤이 시작되면 가장 먼저 피기 때문에 노란색의 개나리가 돋보인다. 개나리는 오랫동안 우리의 지천에서 자라온 우리 민족의 상징이어서 그런지 예로부터 개나리는 생명력이 강하고 황금빛을 닮아 생울타리로 많이 심었다.

한방에서 열매를 연교, 잎과 줄기를 연교경엽으로 부른다. 청열, 해열, 해독, 소염, 이뇨, 수종에 효능이 있어 주로 신장염 · 임파선염 · 각종 종

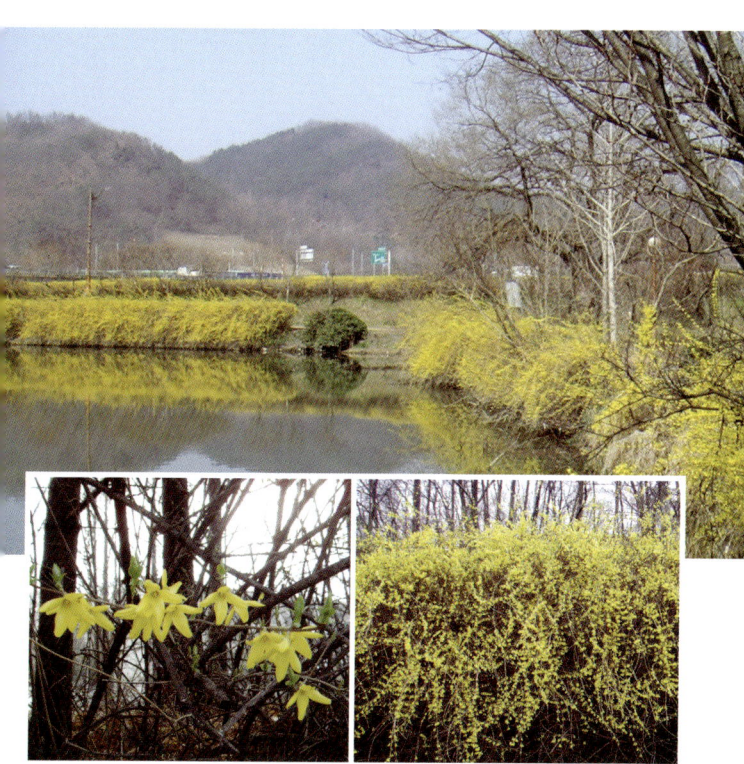

기·습진에 다른 약재와 처방한다.

<u>민간</u>에서 봄에 잎이나 새순를 따서 말려 차로 먹고, 꽃은 따서 용기에 담아 술을 붓고 3개월 후에 먹는다. 봄에 꽃이나 새순을 따서 설탕이나 시럽을 부어 100일 이상 발효를 시켜 효소로 먹는다.

능소화

능소화는 중국이 원산지이고, 사찰이나 집 근처에 심는다. 갈잎덩굴나무로 길이 10m 정도이고, 잎은 마주 나고 가장자리에 톱니 모양이고 털이 있다. 담이나 다른 나무에 붙어서 자란다. 꽃은 7~9월에 깔때기 모양의 주황색으로 피고, 열매는 9~10월에 갈색의 삭과가 여문다.

✚ 하늘을 섬기는 꽃

능소화 줄기에는 흡근이 있어 벽 같은 데 붙어서 담쟁이 덩굴 모양으로 약 10미터 정도까지 자라며 올라간다. 우리나라에서 능소화의 군락이 잘 보존되어 있는 곳은 마이산 탑사 절벽이다. 조선을 개국한 이성계의 영정이 있는 전주의 경기전에는 고목이 많다. 노고수 소나무를 50년이 넘는 능소화가 친친 감고 올라가 아름다운 꽃을 피우고 있다. 능소화는 약용, 조경수, 관상수로 가치가 높다. 능소화꽃에는 꿀이 많아 양봉 농가에서 보조 밀원 식물로 좋고, 재목은 재질이 좋아 각종 가구의 재료로 이용한다.

한방에서 꽃을 능소화, 뿌리를 자위근, 잎과 줄기를 자위경엽으로 부른다.
　주로, 양혈·월경 불순·혈열풍양에 쓰고, 뿌리로 양혈·거풍·산어·피부소양·풍진·요각불수에 쓰고, 줄기로 양혈·산어·혈열생풍·피부소양·풍진·인후종통에 다른 약재와 처방한다.

민간에서 꽃이 피기 전에 음지에 말려서 어혈을 제거하는 썼고, 대하증에는 잎을 달여서 목욕을 했다. 단, 능소화는 독이 있어 임산부는 복용을 금하고 주의를 요한다.

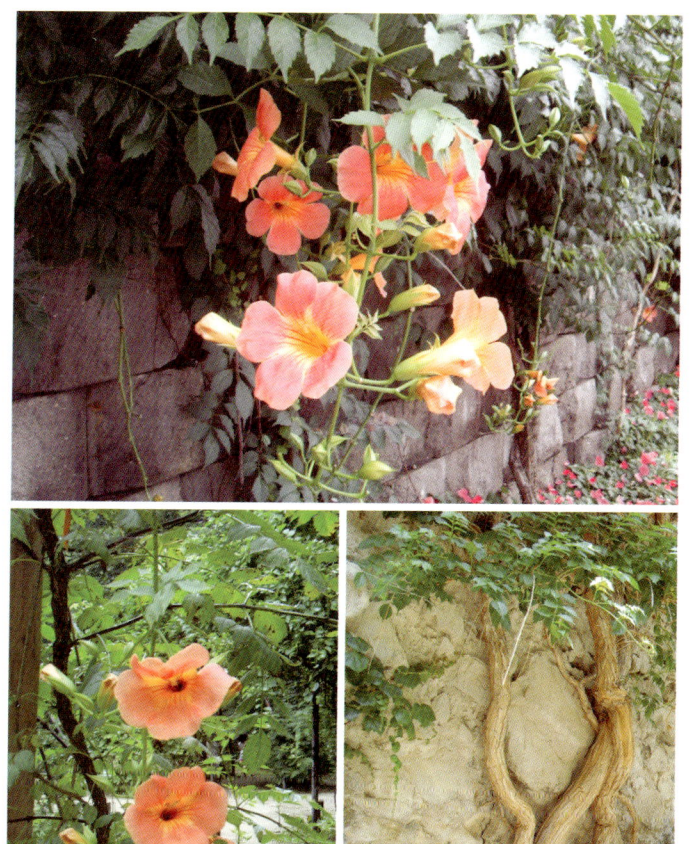

나무의 한방 약효비방 | 73

배롱나무

배롱나무는 중국이 원산지이고, 정원에 심는다. 갈잎큰키나무로 높이 3~7m 정도이고, 잎은 반질반질하고 타원형으로 마주 나기도 하고 어긋난다. 나무껍질이 얇고 미끄럽다. 꽃은 7~9월에 가지 끝에서 원추형인 붉은색 또는 흰색으로 피고, 열매는 10월에 넓은 타원형 또는 구형의 삭과로 여문다.

배롱나무는 중국이 원산지로 중부 이남에서 재식하는 귀화식물로 햇빛이 잘 드는 양지를 좋아하고 그늘을 싫어한다. 중국에서는 이 나무가 많이 나는 지역을 도 해당하는 성을 자미성으로 이름을 바꾸기도 하였다. 경상북도의 도화가 배롱나무이다. 일본의 이름은 '사루스 베리' 인데 나무를 잘 타는 원숭이도 배롱나무에서는 미끄러지기 때문에 붙여졌다.

✚옴에 좋다

한방에서 배롱나무 꽃을 자미화, 잎을 자미엽, 뿌리를 자미근으로 부른다. 산후에 멎지 않는 혈붕 · 개라선창(옴) · 태독에 쓰고, 어린이의 잦은 기침과 백일해에 쓰고, 주로 치통 · 이질 · 창상출혈 · 대하증 · 불임증 · 지혈 · 혈액 순환에 다른 약재와 처방한다.

민간에서 배롱나무 잎과 뿌리를 달여 어린이의 잦은 기침과 백일해에 쓰고, 꽃을 달여서 잦은 기침에 쓰고, 여성의 대하증이나 혈액 순환에 뿌리를 달여 먹었다.

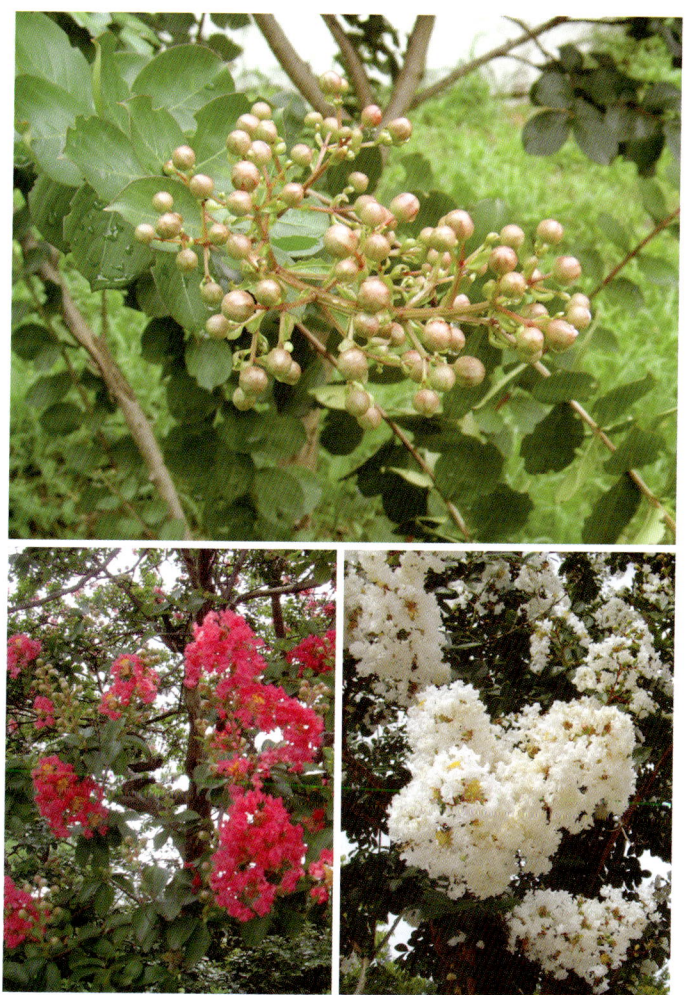

명자나무

명자나무는 중국이 원산지이고, 공원이나 정원에 심는다. 갈잎떨기나무로 높이는 2m 정도까지 자라고, 잎은 타원형으로 어긋나고 가장자리에 날카로운 잔톱니가 있다. 줄기는 곧게 자라고 가지를 많이 치고, 잔가지는 날카로운 가시로 변한다. 꽃은 4월에 가지 끝에서 붉은색 또는 흰색으로 피고, 열매는 7~8월에 타원형의 장과가 여문다.

명자나무는 중국이 원산지로 남부 지방에서 주로 관상용으로 공원이나 화단에서 볼 수 있다. 명자나무는 대기 오염에 대한 저항성도 강하고 특별히 건조한 것들을 제외하고는 어디서나 잘 자라기 때문에 삭막한 도심 속을 아름답게 꾸미는 데 적합한 나무이다. 맹아력이 강하고 수형을 마음대로 조절할 수 있기 때문에 생울타리나 분재를 만드는 데 적합하다.

✚ 기침 · 해수에 좋다

명자나무 열매에는 malic acid라는 성분이 함유되어 있어 가래를 삭히는 약재로 쓴다.

한방에서 명자나무 열매를 목과, 말린 열매를 노자로 부른다. 주로, 평간 · 거습 · 화위의 효능이 있고, 해수 · 천식 · 구토 · 하리 · 근육경련 · 류머티즘성 마비 · 각기 · 수종에 다른 약재와 처방한다.

민간에서 열매로 술을 담가 먹었고, 기침이나 가래를 다스릴 때 열매를 달여 먹었다.

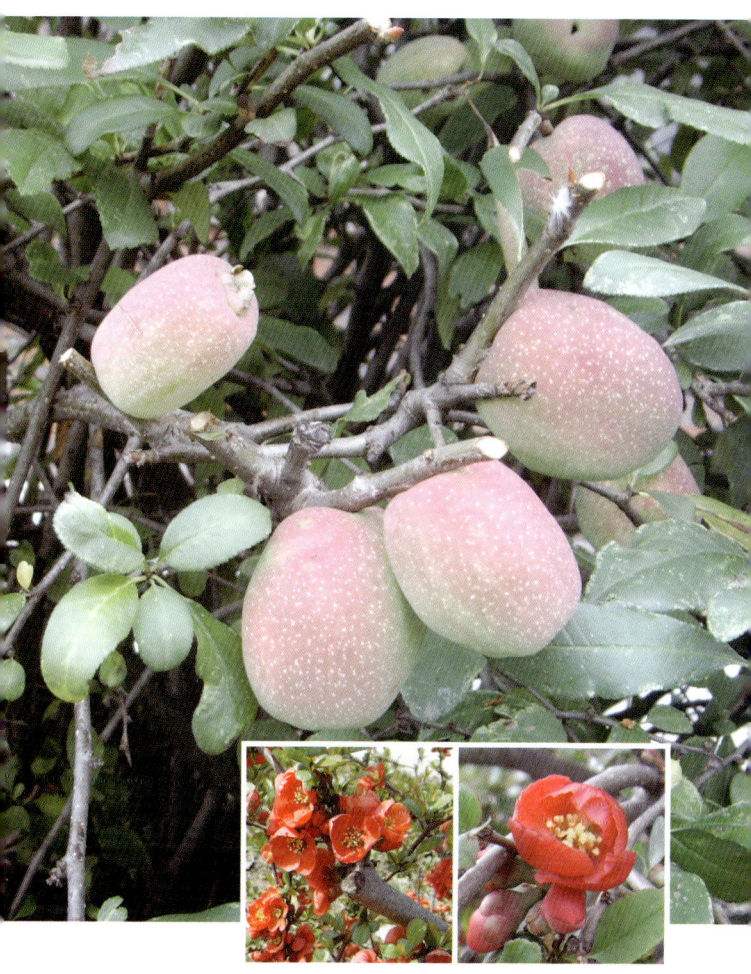

모란

모란은 원산지는 중국으로 꽃밭에 심는다. 갈잎떨기나무로 높이 1m 정도이고, 잎은 어긋나고 3개의 작은 잎이 달리고, 가지는 굵고 털이 없고 갈라진다. 꽃은 5월에 가지 끝에서 붉은색이나 연한 분홍색으로 피고, 열매는 7~8월에 긴 타원형으로 푸르스름한 갈색으로 여문다.

✚ 부귀와 영화를 상징

모란은 수컷 모 자에 붉은 단으로 모단이 유음화하여 모란으로 부른다. 우리 조상은 모란은 모든 꽃 중에서 으뜸이라 하여 화중왕 또는 화왕으로 불렀다. 모란은 아름다움을 상징하고 천향국색 절세 미인에 비유되었다. 조선 시대 때 모란은 부귀와 영화를 상징하여 왕비나 공주의 옷은 물론 신부의 예복인 원삼이나 활옷에 모란꽃을 수놓았다. 난초가 여성을 상징한다면 모란은 남성을 상징한다. 모란은 진선진미와 화목을 상징하여 복식, 가구 등 장식 도상으로 쓰였다.

✚ 간질에 좋다

모란은 약용, 관상용으로 가치가 높다.

한방에서 뿌리 껍질을 목단피로 부른다. 해열, 양혈, 화혈에 효능이 있고, 간질, 광기, 경간에 다른 약재와 처방한다.

민간에서 혈변을 볼 때 뿌리를 달여서 먹었다.

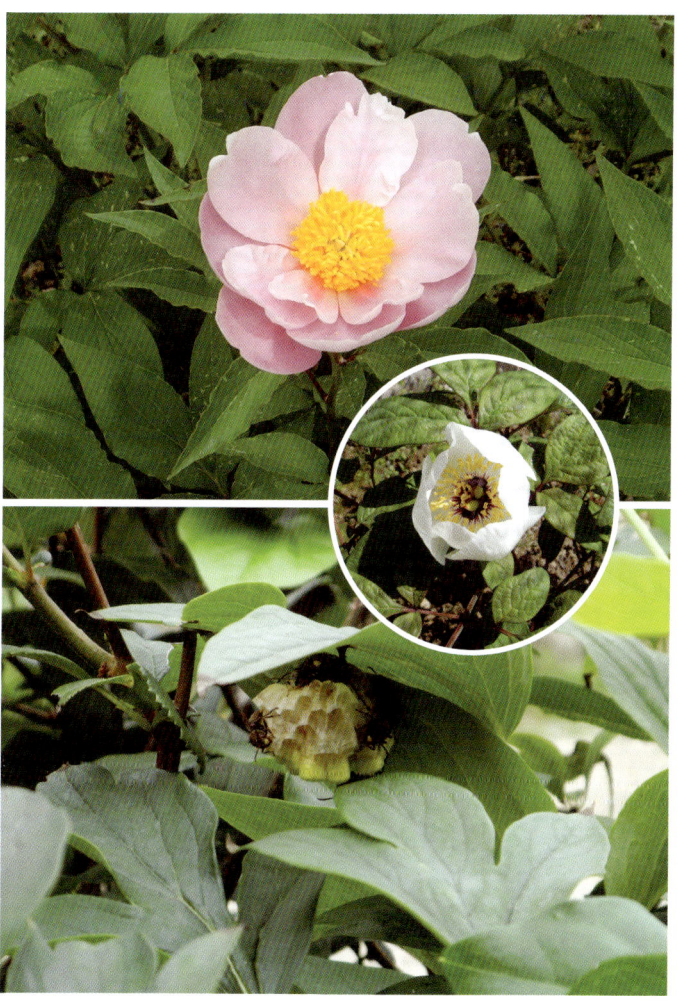

병꽃나무

병꽃나무는 산기슭이나 골짜기에서 자란다. 갈잎떨기나무로 높이 1~2m 정도이고, 타원형의 잎이 2개씩 마주 나고, 가장자리는 잔톱니 모양이고, 줄기는 연한 회색을 띠고 얼룩무늬가 있고, 가지는 많이 갈라지고 밑으로 처진다. 꽃은 5~6월에 잎겨드랑이에 1~2송이씩 깔때기 모양의 누르스름한 녹색으로 피었다가 분홍색이나 붉은색으로 피고, 열매는 9월에 갈색 기둥 모양이고 위쪽이 2갈래로 갈라진다.

✢ 색이 세 번 변하는 꽃

병꽃나무는 꽃 모양이 병을 거꾸로 세워 놓은 것 같거나 깔때기 모양을 하고 있기 때문에 '병꽃나무'라 부른다. 전 세계에서 10여 종이 분포하고 있고 우리나라에는 5종이 있다. 병꽃나무는 붉은병꽃나무, 물병병꽃나무, 좀병꽃나무 등이 있고 강원도에서는 팟꽃나무, 당양로, 광엽금대화 등으로 부른다. 병꽃나무는 태백산맥의 주맥을 따라 백두대간에 이르기까지 많이 자생한다. 병꽃나무는 목재로서는 별로지만, 신록이 왕성한 오월에 꽃이 피어 있는 시간이 길어 산을 찾는 사람에게 즐거움을 준다.

✢ 피부병에 좋다

한방에서 약용으로 사용하는 부분은 잎과 열매이고 채취 시기는 잎은 개화 중, 열매는 9~10월 중에 채취해 쓴다. 산후통, 타박상, 골절, 두드러기, 피부 가려움증 등의 치료에 효험이 있다.

민간에서 이뇨에 효능이 있다 하여, 잎 또는 열매를 달여 복용한다.

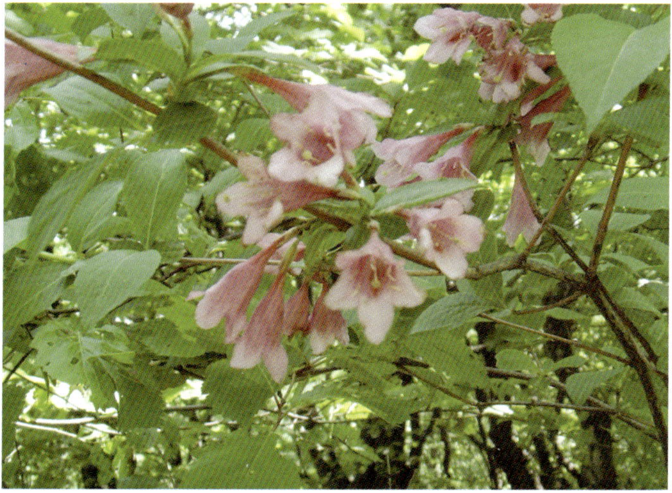

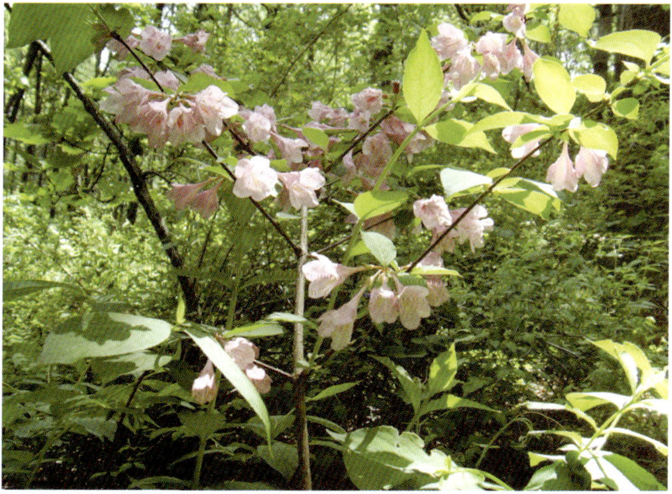

수국

수국은 중국이 원산으로 사찰이나 꽃밭에 심는다. 갈잎떨기나무로 높이 1m 정도이고, 넓은 달걀 모양의 잎이 가지에서 2개씩 마주 나고 가장자리에 톱니 모양이고, 줄기는 무더기로 모여 나고 윗부분은 겨울에 말라 죽는다. 꽃은 6~7월에 가지 끝에 연한 자주색으로 피었다가 하늘색이 되었다가 연한 분홍색으로 바뀌며 핀다. 열매는 10월에 삭과가 여물지만 결실은 되지 않는다.

꽃이 토양에 따라 다르게 핀다

수국은 취팔선, 수구, 수구화, 취인선, 간관수국 등으로 부른다. 뭉게뭉게 피어난다 해서 중국에서는 분단화 또는 수구화로 부른다. 예로부터 수국은 우리나라와 만주 지방에 많이 자생하여 고택 정원이나 사찰에 많이 심었다. 수국은 우리나라 향토 수종으로서 초여름에 산을 찾는 사람들이 황홀해하는 꽃나무이고, 사찰 주변에서 흔히 볼 수 있다. 일본에서는 석가탄신일에 수국의 잎을 따서 차물을 불상에 붓는 풍속이 있다.

심장병에 좋아

수국은 약용, 관상용, 밀원용으로 가치가 높다.

한방에서 잎을 팔선화로 부른다. 잎과 뿌리를 약재로 쓴다. 심장병, 학질, 심열량계를 다스릴 때 다른 약재와 처방한다.

민간에서 여름에 꽃이나 잎을 따서 말려서 차로 먹는다. 당뇨병 환자가 차로 만들어 설탕 대용으로 쓰기도 한다.

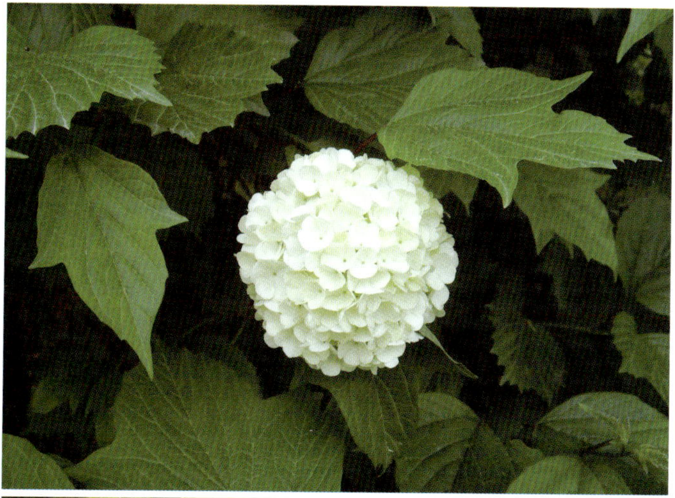

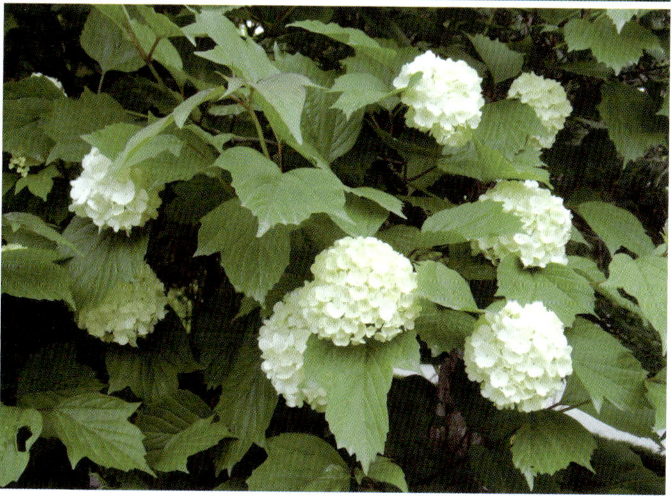

조팝나무

조팝나무는 햇볕이 잘 드는 산기슭이나 밭둑에서 자란다. 갈잎떨기나무로 높이 1.5~2m 정도이고, 끝이 뾰족한 타원형의 잎이 어긋나고, 가장자리는 톱니 모양이고, 많은 줄기가 모여난다. 꽃은 4~5월에 잎겨드랑이에 자잘한 꽃이 흰색으로 피고, 열매는 8~9월에 검은 갈색으로 여문다.

꽃이 좁쌀을 튀겨 놓은 듯하다 하여 조팝나무로 부르게 되었고, 중국에서는 수선국, 그 외에 진분홍빛 꼬리조팝, 잎이 둥근 산조팝, 꽃이 무성한 참조팝 등 29종이 있다. 그 중 가장 흔하게 볼 수 있는 것이 조팝나무다. 조팝나무는 약용, 식용, 밀원용, 조경수로 가치가 높다. 꽃밭이나 담장 혹은 고속도로변에서 꽃이 만발할 때는 오가는 사람에게 즐거움을 준다.

✚학질에 좋다

『동의보감』에서 조팝나무는 "맛은 쓰며 맵고 독이 있으나 학질을 낫게 하고 가래를 토하게 할 뿐 아니라 열이 심하에 오르내릴 때 신속하게 치료할 수 있다"고 기록되어 있다. 조팝나무는 버드나무와 함께 아스피린의 원료가 되는 성분을 추출하고 있다.

한방에서 뿌리를 목상산, 줄기를 촉칠로 부른다. 해열, 수렴의 효능이 있고 학질, 신경통, 설사, 대하에 다른 약재와 처방한다.

민간에서 봄에 어린 잎을 따서 끓는 물에 살짝 데쳐서 나물로 무쳐 먹었고, 꽃을 따서 용기에 담아 술을 붓고 3개월 후에 먹는다.

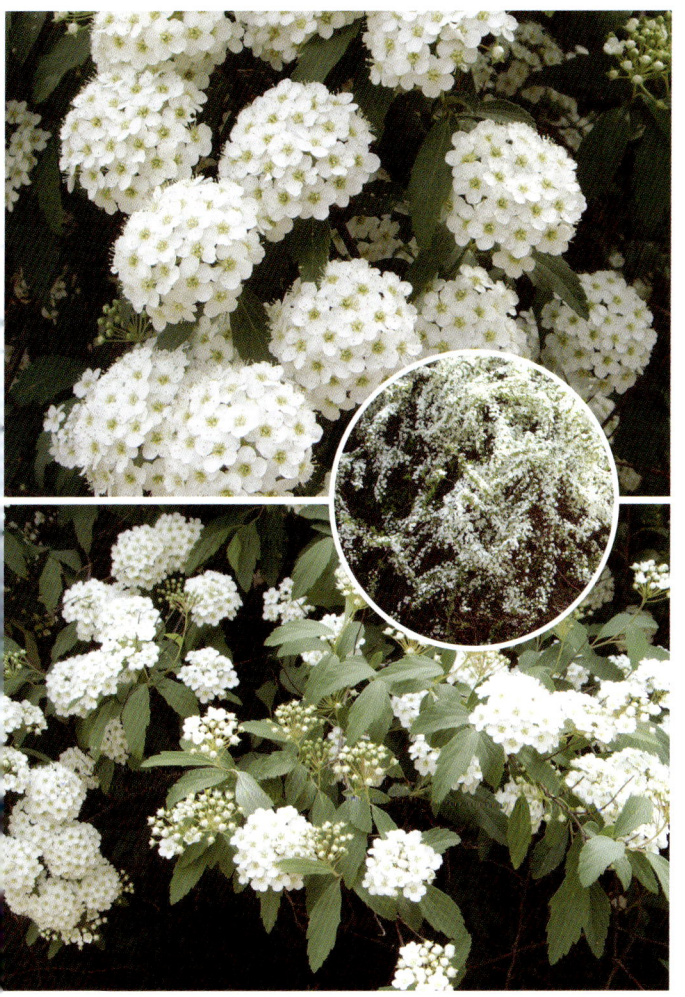

장미

장미는 꽃밭이나 온실에 심어 기른다. 갈잎떨기나무로 높이 1~2m 정도이고, 꽃은 5~6월에 가지 끝에 1송이 또는 여러 송이로 붉은색·노란색·흰색으로 피고, 열매는 긴 타원형으로 누르스름한 갈색으로 여문다.

꽃의 여왕

장미를 최초로 재배하게 된 것은 기원전 2000년 전 바빌론 왕국이었고, 원예 식물로서 본격적으로 재배하게 된 것은 16세기경 영국과 프랑스였다. 이후 영국의 나라꽃이 장미가 되었다. 장미속은 종간 교잡이 잘 되고 아조변이가 발생되기 쉬운 특성을 가지고 있기 때문에 자연 상태에서도 많은 변이체를 발견할 수 있어서 다양한 품종이 가능하다.

장미는 약용, 관상용, 밀원용으로 가치가 높다. 장미꽃에는 꿀이 많아 밀원농가에 도움을 준다. 장미꽃이나 열매에서 향이나 기름을 추출하여 화장품 원료나 향미유로 쓴다. 장미꽃 향기에는 여성 호르몬을 자극하는 성분이 있어 여자들이 장미꽃 향을 맡으면 기분이 좋아지기 때문에 선호한다. 그래서 남자들이 여자에게 프로포즈를 할 때 다른 꽃보다 장미꽃을 선물한다.

향수의 재료

한방에서 꽃에서 기름을 추출한 것을 장미유로 부른다. 마음을 안정시킬 때 장미유와 약재를 병행한다.

민간에서 장미꽃에서 향을 추출해 미용이나 향수의 재료로 쓴다.

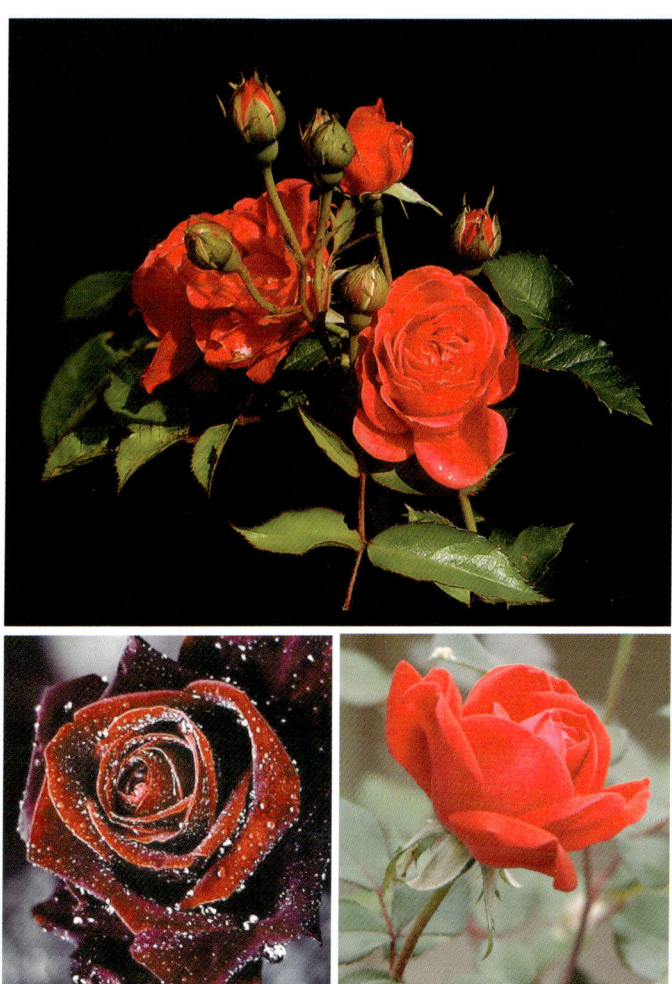

철쭉

철쭉은 산기슭에서 자란다. 갈잎떨기나무로 높이 2~5m 정도이고, 잎은 어긋나며, 가지 끝에 5장씩 모여 피고, 줄기는 잿빛이 도는 갈색이다. 꽃은 4~5월에 깔때기 모양의 꽃이 2~5송이씩 연한분홍색으로 피고, 열매는 10월에 달걀 모양의 갈색으로 여문다.

걸음을 멈추게 하는 꽃

철쭉꽃은 진달래꽃이 지고 나서 한 달쯤 지난 5월부터 피기 시작한다. 봄에 본격적으로 철쭉꽃이 피기 시작하면 사람들은 산을 찾는다.

철쭉은 시든 꽃잎이 한 장 한 장 떨어지지 않고 보기 싫은 모습이 되기 전 앙증스런 깔때기 모양의 통꽃잎이 한 번에 떨어진다. 마치 동백꽃과 같다. 먹을 것이 부족하던 시절에 뒷산에 지천으로 피는 진달래 꽃을 따서 먹었기 때문에 진달래를 '참꽃'으로 불렀지만, 철쭉에는 독이 있어 먹을 수 없기 때문에 '개꽃'으로 불렀다.

이뇨에 좋다

한방에서 꽃잎을 따서 말렸다가 간장 보호, 이뇨, 건위 작용, 혈압을 내리는 데 다른 약재와 처방한다.

민간에서 통증이 있는 부위에 꽃을 짓찧어 붙였다.

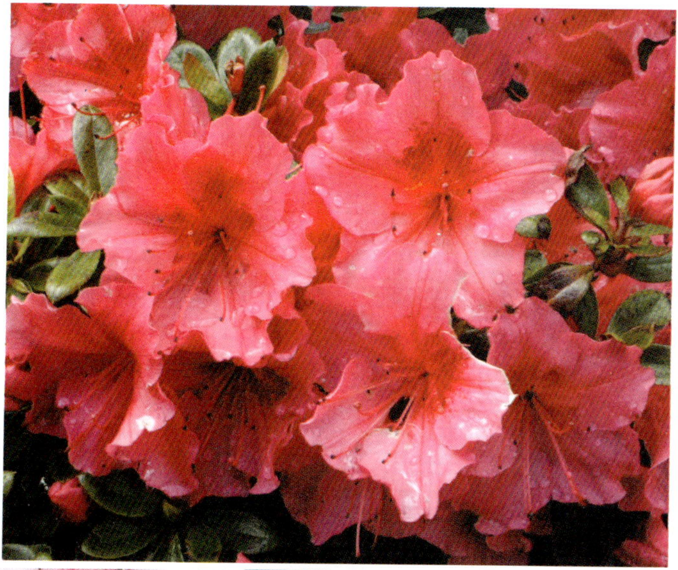

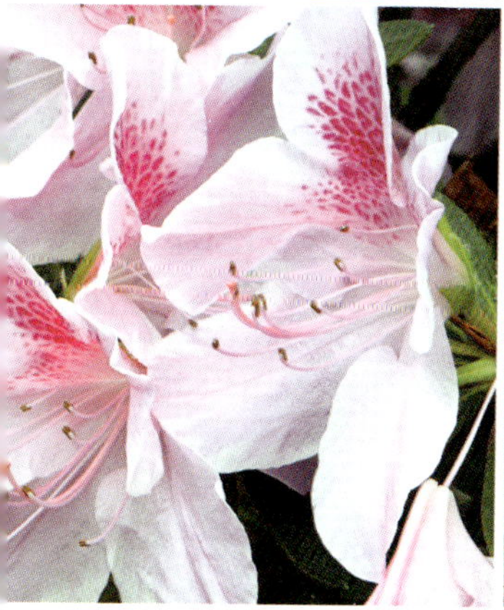

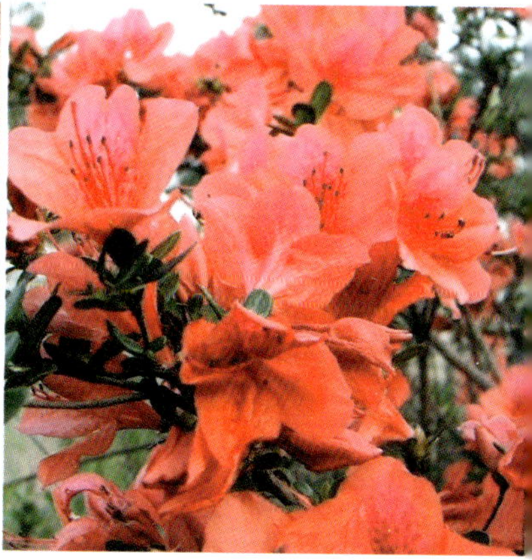

나무의 한방 약효비방 | 89

아카시아나무

아카시아나무의 원산지는 북아메리카이고, 비교적 낮은 산에서 자란다. 갈잎큰키나무로 높이는 10~25m 정도이고, 잎은 어긋나고 타원형의 작은 잎이 10~20개 정도 마주 붙고, 줄기에는 가시가 있다. 꽃은 5~6월에 나비 모양의 흰색으로 촘촘히 모여 밑으로 늘어져 피고, 열매는 9월에 꼬투리가 검은 갈색의 협과로 열매가 여문다.

아카시아나무는 추위에 강하고 양지나 음지에서도 잘 자라며 내염성 및 내공해성도 강하나 뿌리 부분에서 새가지가 솟아나는 맹아력이 왕성하여 수종을 갱신할 때는 어려움이 따른다. 아카시아꽃이 한참 만발할 때는 밀원으로서 가치가 크다. 아카시아나무에서 꿀의 생산량을 따져 보더라도 수익을 주는 나무임에 틀림이 없다.

✤신장에 좋다

한방에서 잎은 신장 기능을 좋게 하는 데 쓰고, 뿌리의 껍질을 가을에 채취하여 잘게 썰어 건조시켜 말린 것을 이뇨, 수종, 변비에 다른 약재와 처방한다.

민간에서 꽃을 따서 차로 먹거나 효소를 담가 먹고, 봄에 어린잎을 나물이나 샐러드로 먹기도 하고 가축의 사료로 쓰고, 양봉을 통해 꿀을 얻는다.

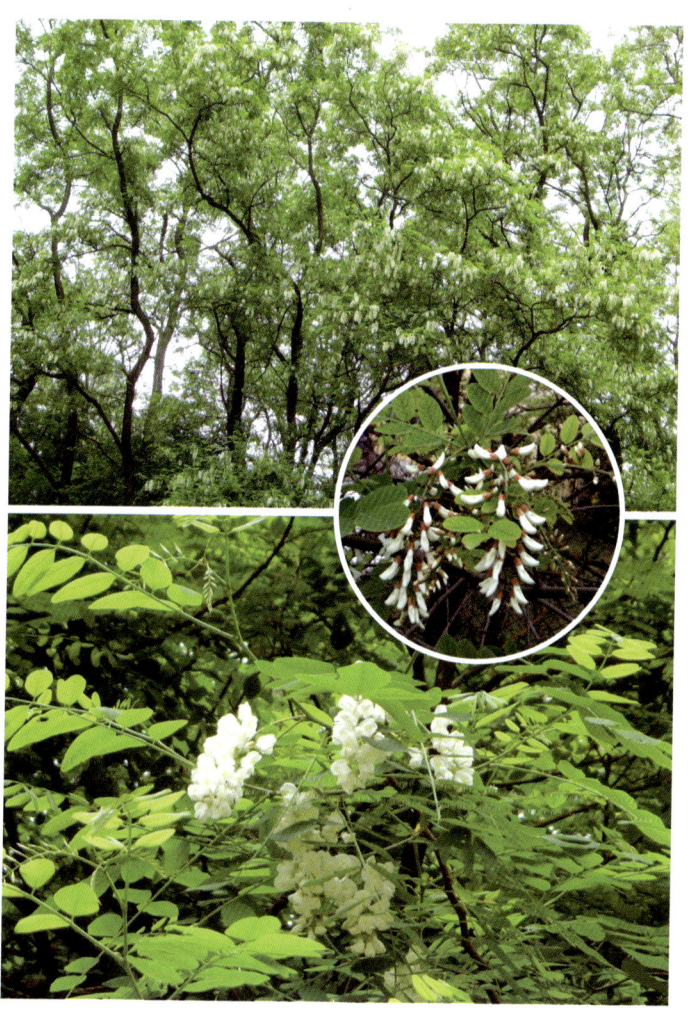

좀작살나무

좀작살나무는 산과 들에서 자란다. 갈잎떨기나무로 높이 2~3m 정도이고, 잎 가장자리의 절반 이상에만 톱니가 있고, 중간 이하에 톱니가 없다. 가지는 아래로 처진다. 꽃은 5~6월에 잎겨드랑에 촘촘히 둥글게 모여 연한 자주색으로 피고, 열매는 10월에 둥글게 여문다.

꽃보다 열매가 아름다워

여름이 거의 끝나 갈 무렵이면 산기슭이나 허리에 자리한 작살나무는 잎겨드랑이에 연보라빛 깨알 같은 작은 꽃을 살포시 내민다. 산행 중에 보라색 구슬을 송알송알 달고 있어 발걸음을 멈추게 하는 나무다.

작살나무 가지는 어느 것이나 원줄기를 가운데 두고 양쪽으로 두 개씩 마주 나기로 나오고 중심 가지와의 벌어진 각도가 약 60°로 좀 넓기는 하나 물고기를 잡을 때 쓰는 작살과 비슷하여 작살나무로 부른다. 작살나무는 약용, 관상수, 조경수로 가치가 높다. 작살나무 목재는 굵게 자라지 않기 때문에 그 용도가 제한되어 있다. 색깔이 희고 무겁고 조직이 치밀하고 점성이 강하여 기구재로 쓰고, 이 나무로 목탄을 제조하여 쓴다.

어혈에 좋다

한방에서 잎이나 줄기 및 뿌리를 자주로 부른다. 어혈, 장출혈, 자궁출혈, 편도선염에 다른 약재와 처방한다.

민간에서 종기로 인한 독이나 피가 날 때 또는 산후통에 잎을 짓찧어 환부에 붙였다.

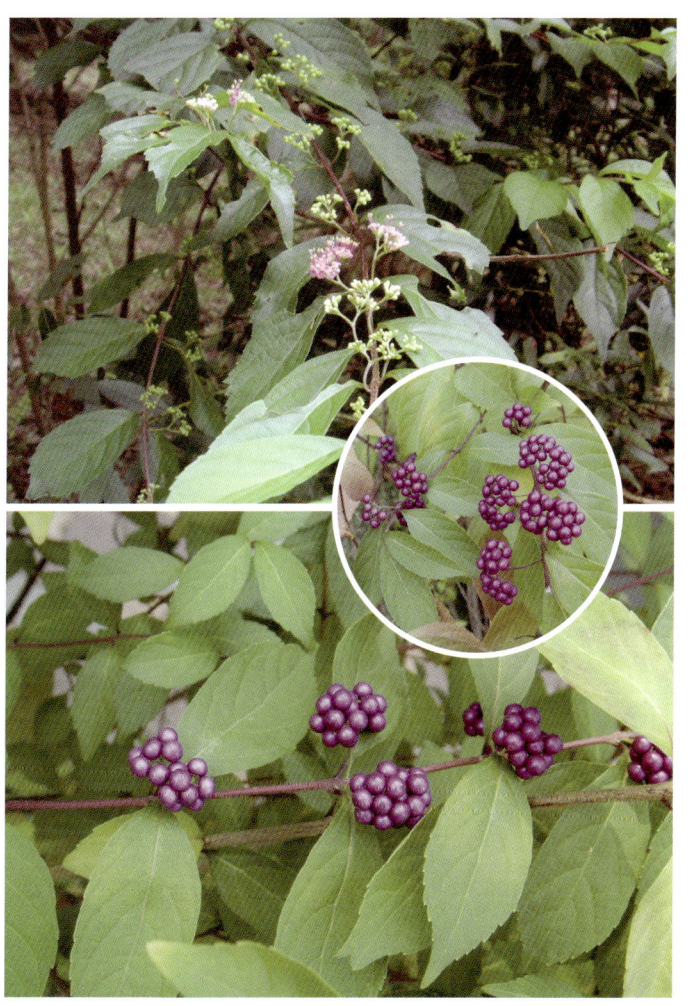

산돌배나무

산돌배나무는 중부 이남의 산지에서 자란다. 갈잎큰키나무로 높이는 3~5m 정도이고, 잎은 어긋나고, 꽃은 4~5월에 잎과 같이 흰색으로 피고, 열매는 10월에 둥글게 이과로 여문다.

기혈에 좋다

산돌배는 우리 토종나무다. 우리나라 산 배는 세계에서 가장 우수한 것으로 알려져 있다. 우리 조상은 흰색을 좋아하는 백의 민족이어서 그런지 유난히 백설처럼 희고 정갈한 배꽃을 좋아했다.

산돌배는 일반 배보다는 맛이 없지만, 신물과 단물이 배어 있어 효소로 담가 먹으면 좋다. 전남 백운산에서 자라는 백운배, 잎이 타원형인 금강산돌배, 여러 곳에 털이 있는 남해배, 꽃의 크기가 더욱 큰 문배, 붉은 빛이 도는 취앙배, 황해도 이남에서 볼 수 있는 콩배나무 등이 있다. 과실이 열리는 나무에서 천연기념물로 보호를 받고 있는 나무가 청배나무이다. 보통 배는 연한 갈색을 띠지만 청배나무(일명 산돌배)는 지름이 3~4cm 정도로 작다.

한방에서 열매를 이로 부른다. 생진, 윤조, 청열에 효능이 있고, 열해, 해열, 이뇨, 토사 곽란에 다른 약재와 처방한다.

민간에서 생과실을 먹거나 열매 껍질과 핵을 제거하고 즙을 내어 먹는다. 열매를 따서 술이나 효소를 담가 먹는다.

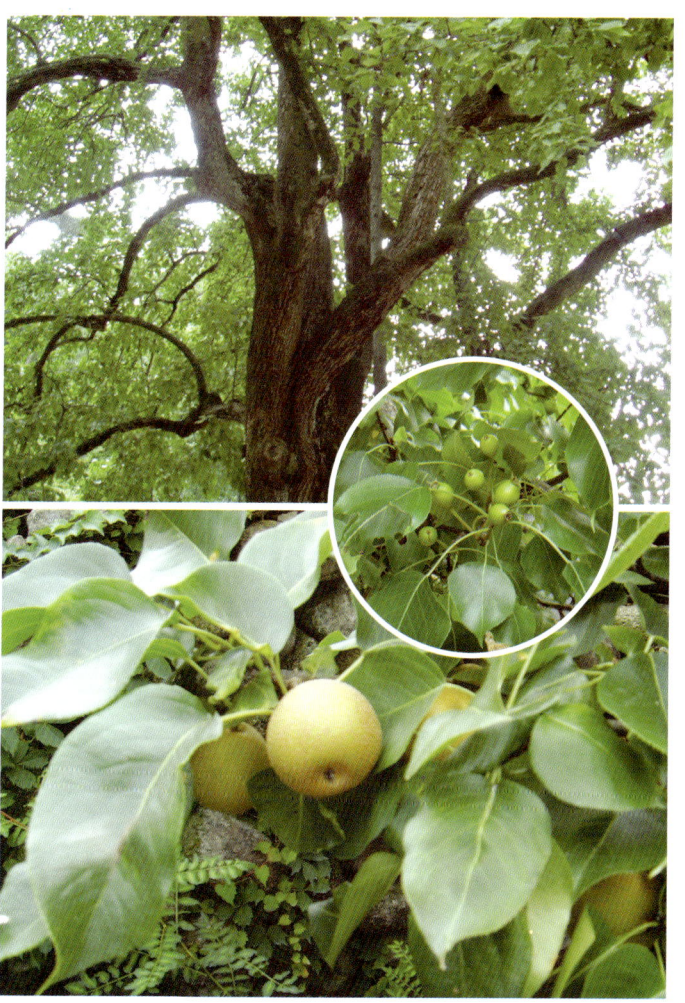

가래나무

가래나무는 햇볕이 잘 드는 산기슭에서 자란다. 길잎큰키나무로 높이 15~20m 정도이고, 잎은 둥글게 모여 9~17개가 달리고, 가장자리는 잔톱니 모양이고 뒷면에 털이 있다. 꽃은 4~5월에 녹색으로 피고, 열매는 9~10월에 달걀 모양으로 여러 개가 모여 여문다.

호두나무 열매는 두 개씩 마주 달리지만, 가래나무는 여러 개가 길게 모여 달린다. 딱딱한 껍질을 제거하면 호두처럼 속살이 나온다. 가래나무는 식용, 약용, 조경수로 가치가 높다. 가래 껍질이 호두보다 훨씬 단단하여 좀처럼 깨어지지 않기 때문에 불가에서는 이것을 둥글게 갈아 염주를 만들고, 큰 것은 손목에 걸고 다니는 단주를 만들었다. 가래나무 열매가 복숭아를 닮아 귀신을 쫓을 것이라는 믿음으로 향낭·노리개·조각의 재료로 사용되었다.

옛날 사람들은 가래나무 열매인 추자를 만지작거리며 손 안에서 손바닥을 자극하는 노리개로 놀았다. 가래나무 목재는 재질이 치밀하고 단단하고 뒤틀리지 않아 비행기의 기구재나 총의 개머리판에 쓰고, 그 외에 건축 내장재, 기계재, 조각재로 쓴다. 껍질은 섬유 자원으로 쓴다.

✚ 폐에 좋다

가래나무 열매의 기름을 짜서 궁중 요리인 신선로에 넣어 먹었다. 가래나무의 덜 익은 열매를 따서 돌로 짓이겨 두들겨서 물고기를 잠시 기절시켜 잡는 데 사용했다.

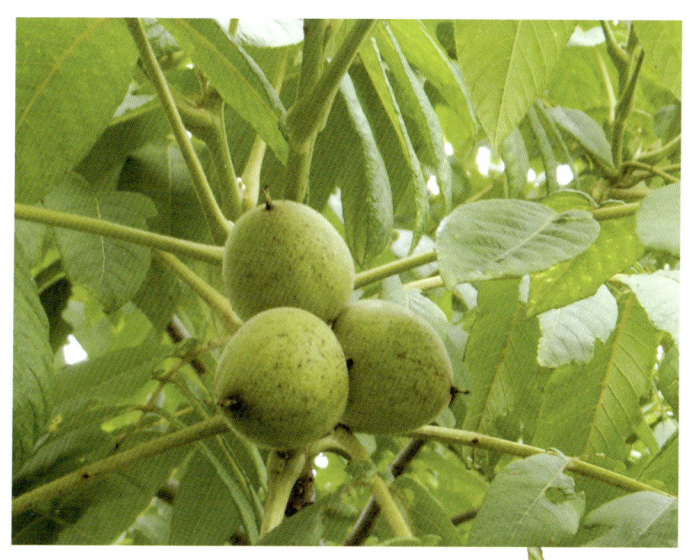

한방에서 열매를 핵도추과, 줄기 껍질을 핵도추피로 부른다. 주로 폐, 기관지염에 다른 약재와 처방한다.

민간에서 고기를 먹고 체했을 때 열매를 달여 먹었고, 무좀에는 잎을 짓찧어 바르기도 했다. 어린잎을 따서 봄나물로 끓는 물에 살짝 데쳐서 나물로 무쳐 먹었다.

고욤나무

고욤나무는 산기슭에서 자란다. 감나무과의 큰키나무로 높이는 10m 정도이고, 꽃은 6월에 황색으로 피고, 열매는 10월에 둥글게 황록색으로 여문다. 우리 조상은 전통적으로 "100년 된 감나무에는 감이 1,000개 열린다" 하여 집 안에 심었다.

일찍부터 임금에게 올리는 진상물에 감이 포함되어 있었고, 의식이나 제물로 올려졌다. 감나무 고목은 득남과 자손의 번창을 기원하는 신앙의 상징으로 보았다. 감나무는 어린 감나무와 고욤나무의 밑동을 자르고 좋은 감나무로 접목해야 좋은 감나무를 얻을 수 있다.

설사에 좋다

고욤나무 열매에는 비타민 C가 풍부하게 함유하고 있고, 단맛과 떫은맛이 있다. 소금물 항아리에 넣어 타닌의 떫은 맛을 삭힌 것이 우린감이다. 고욤나무의 고욤은 식용과 약용으로 가치가 높다. 가을에 고욤을 따서 항아리에 두고 삭히면 단물이 나오는데, 겨울에 얼었다 녹았다 하면서 조청처럼 까맣고 끈적할 때 먹는다.

한방에서 열매를 군천자로 부른다. 주로 지갈에 효능이 있어 한열을 치료할 때 다른 약재와 처방한다.

민간에서 열매의 즙을 짜서 먹었다. 봄에 잎을 따서 그늘에 말려서 차관이나 주전자에 넣고 끓여 꿀을 타서 차로 먹거나, 효소를 담가 먹는다.

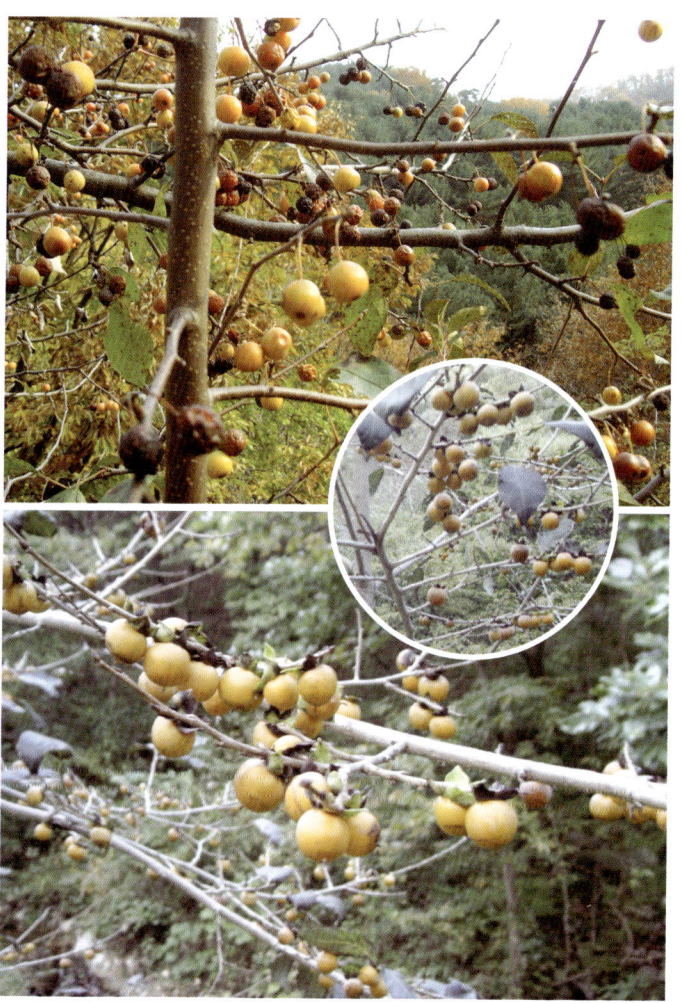

앵두나무

앵두나무는 중국이 원산으로 밭이나 정원에 심는다. 갈잎떨기나무로 높이 2~3m 정도이고, 타원형의 잎이 어긋나고, 가장자리에 잔톱니가 있고, 가지가 많이 갈라진다. 꽃은 4월에 잎보다 먼저 가지 끝에서 흰색 또는 연한 붉은색으로 피고, 열매는 6월에 작고 둥글게 붉은색으로 여문다.

촌충 구제에 좋다

앵두나무는 비교적 습기가 있는 곳에서 잘 자라기 때문에 동네 우물가에 한두 그루 심어 동네 아녀자들이 모여서 이야기꽃을 피웠다. 잘 익은 앵도는 빨간색이 한점 티없이 맑아 아름다운 여인의 입술로 표현하였다. 앵도나무는 식용, 약용, 조경 유실수로 가치가 높다. 목재는 키가 작아서 가치가 없다. 오늘날에도 초여름에 앵도 열매는 어린이의 간식으로 요긴하게 먹는다.

한방에서 열매를 산앵도로 부른다. 익기고정에 효능이 있고, 주로 설사, 하리, 유정, 촌충, 회충 구제에 다른 약재와 처방한다.

민간에서 뱀에 물렸을 때 잎을 짓찧어 환부에 붙이고 즙을 짜서 먹었고, 오줌소태에 앵두로 담근 술을 만들어 먹었다.

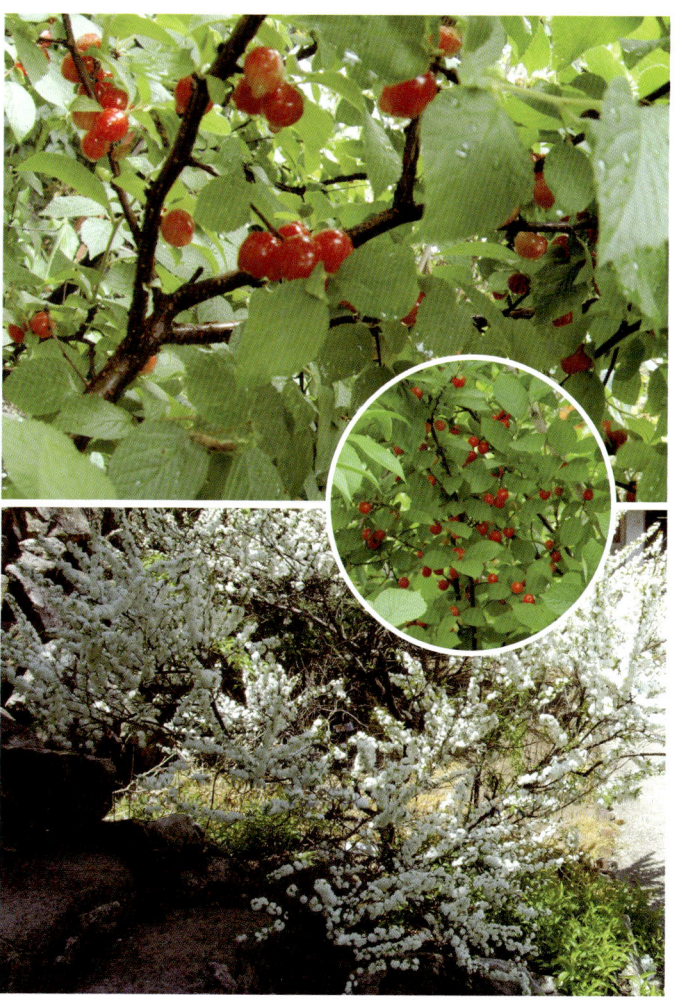

나무의 한방 약효비방

자작나무

자작나무는 우리나라 북부 지방의 높은 산에서 자란다. 갈잎큰키나무로 높이는 20m 정도이고, 잎은 어긋나며 가장자리는 불규칙한 잔톱니 모양이고, 나무껍질은 흰색이고 수평으로 얇게 벗겨진다. 꽃은 4~5월에 원통 모양으로 밑으로 처져 녹색으로 피고, 열매는 9~10월에 긴 원통 모양으로 여문다.

겨울 숲의 귀부인

겨울 문턱에 하얗게 빛나는 나무가 자작나무다. '나목'이라는 표현이 가장 잘 어울리는 자작나무는 겨울로 갈수록 수피가 하얗다 못해 은빛을 발하는 나무다. 사계절 중에서 수많은 나무 중에서도 자작나무는 늦가을이 되면 눈부신 흰색 나신을 드러내기 때문에 '겨울 숲의 귀부인'으로 부른다. 자작나무를 태울 때 '자작자작' 소리를 내며 잘 탄다고 해서 자작나무, 백화, 백단으로 부른다.

혈액 순환에 좋다

핀란드에서는 혈액 순환에 좋다 하여 사우나탕 안에서 자작나무 가지의 다발로 팔과 다리, 어깨를 두드리는 풍속이 전해지고 있다. 이른 봄에 자작나무 줄기에서 수액을 채취하여 발효를 시켜 자작나무술인 와인을 만들어 먹었다. 목재를 건류한 타르는 피부발진, 류머티즘의 환부에 발랐다.

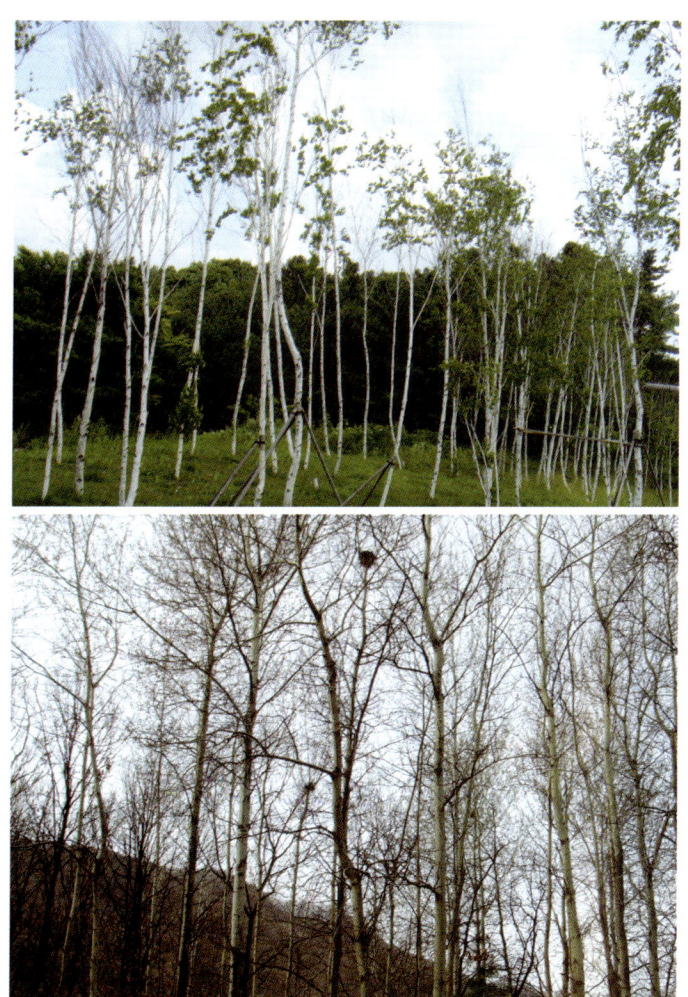

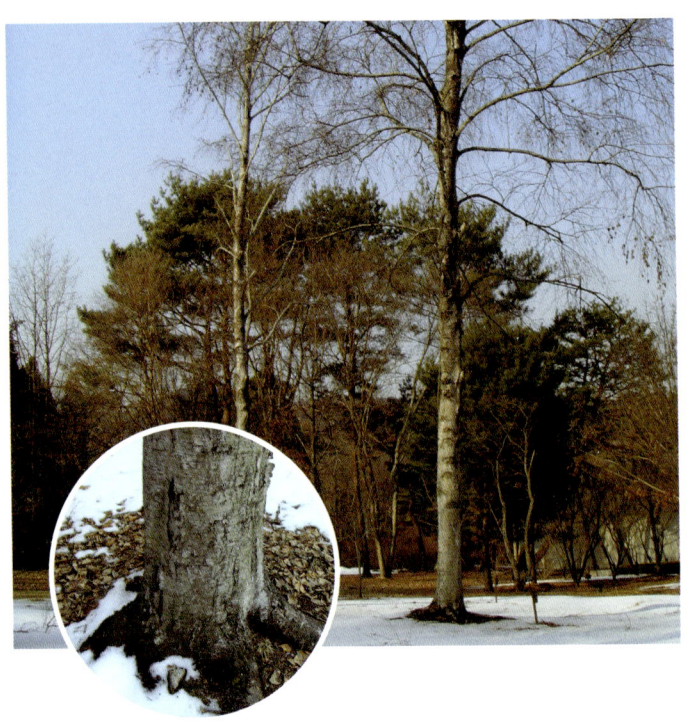

한방에서 자작나무의 생약명은 백화피, 화피, 화목피이고, 이뇨, 진통, 해열, 해독 등의 효능이 있다. 편도선염, 폐렴, 기관지염, 신장염, 요도염, 방광염 등의 치료에 쓰인다.

민간에서 껍질을 벗겨 피부병에 썼고, 신경통이나 위장병에는 이른 봄에 자작나무 밑동에서 수액을 채취하여 먹었다.

전나무

전나무는 높은 산에서 자란다. 늘푸른큰키나무로 높이는 20~30m 정도이고, 짧고 굵은 바늘 모양의 잎이 가지에 돌려 나고, 나무껍질은 진한 갈색이다. 꽃은 4월에 묵은 가지의 잎겨드랑이에서 녹색으로 피고, 열매는 10월에 원통 모양의 녹색으로 여문다.

월정사 전나무 숲은 천연림이라기보다 인공림에 가깝다. 고려 말 무학 대사의 스승인 나옹 선사가 부처님에게 공양을 준비하고 있을 때 소나무에 쌓인 눈이 그릇에 떨어졌고, 눈을 떨어뜨려 공양을 망친 소나무를 못마땅하게 여긴 산신령이 소나무를 꾸짖고 대신 전나무 9그루가 절을 지키게 했다는 아홉 수의 설화에 의해 숲이 조성되었다고 한다.

월정사 전나무 숲의 역사성은 지난 100년의 격동기에 일제가 자행한 산림 수탈과 6·25 한국전쟁과 주민의 벌채 속에서도 훼손되지 않고 살아남았기에 더욱 빛난다. 은행나무 등 다른 나무와 달리 전나무는 공해에 약하기 때문에 도시에서는 보기 힘들다. 그러나 전나무는 소나무처럼 추운 곳에서도 잘 자라고 높은 산에서 잘 자란다. 어린 시절에는 매우 느리게 자라다가 10살쯤 되면서부터 빠르게 잘 자라는 특징이 있다.

경남 합천의 해인사 팔만대장경판 보관 건물인 수다라장을 비롯하여 사찰의 기둥은 전나무로 지었다. 기둥재는 반드시 전나무를 쓸 정도로 쓰임새가 많다. 지구상에서 가장 오래된 전나무는 불가리아 피린의 1,300년

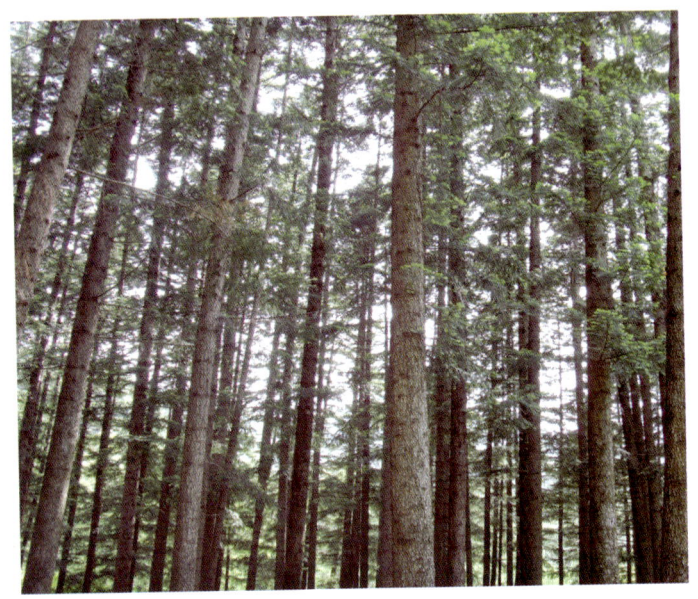

생으로 알려져 있고, 우리나라에도 전남 화순 만연사의 전나무는 수령이 1,200년 정도 된다. 전나무는 고산성 수목으로 도시환경에 부적절하나 최근 공원, 학교 교정 등에 독립수로 심는다.

✚ 방향제의 원료
한방에서 전나무잎은 요통, 요도염, 임질, 폐렴에 다른 약재와 처방한다. 민간에서 멍이 들었을 때 잎을 짓찧어 붙였고, 잎과 뿌리에서 방향제를 만들었다.

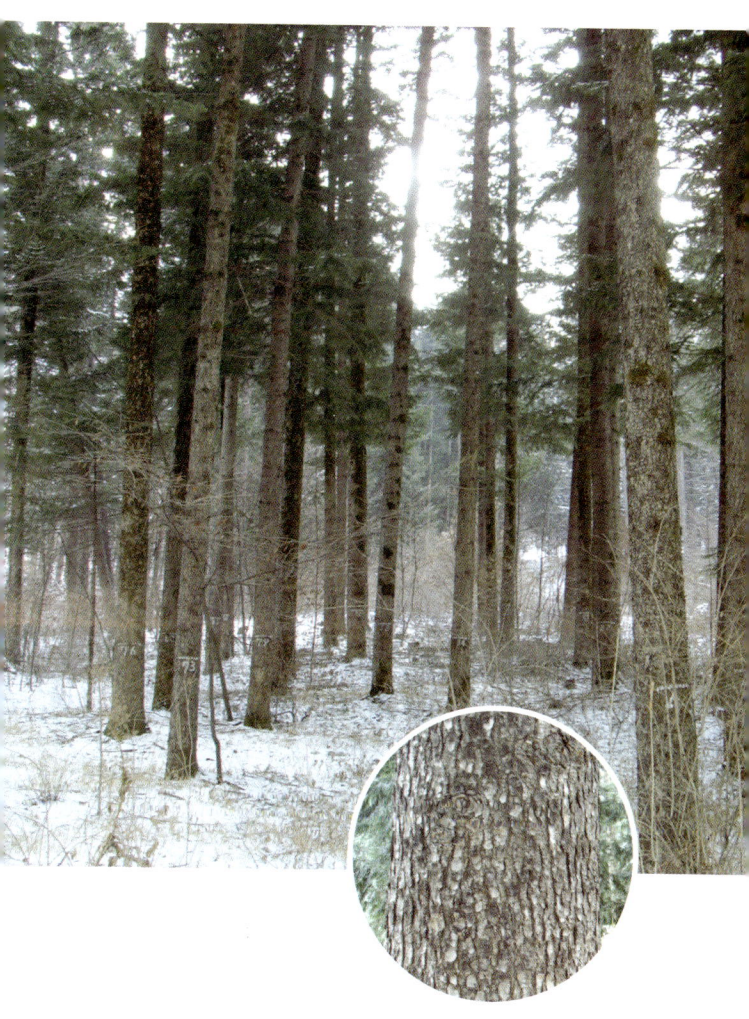

뽕나무

뽕나무 원산지는 온대 또는 아열대 지방이고, 밭이나 밭둑에 심는다. 갈잎큰키나무로 높이는 5~10m 정도이고, 잎은 어긋나고 가장자리에는 둔한 톱니가 있다. 작은 가지는 잘 휘어진다. 꽃은 4~5월에 햇가지 잎 겨드랑이에서 연두색으로 피고, 열매는 6~7월에 흑색으로 여문다.

✢ 노화 억제 · 중풍 예방 · 항산화 작용 · 혈당 저하로 당뇨 환자에게 좋다

뽕나무는 식용과 약용으로 가치가 높다. 뽕나무, 뽕나무잎, 뽕나무열매(오디), 뽕나무 뿌리껍질을 모두 쓴다. 뽕나무 뿌리인 상백피는 '식품의약품안전청'이 정한 식용 가능한 식품으로 당뇨의 혈당을 내리고, 혈압 강하 작용, 항산화, 이뇨 작용, 미백 등 다양한 효능이 입증되어 각광을 받고 있다.

뽕잎을 말린 것을 '상'이라 하며 차로 만들어 먹을 수 있다. 최근에 뽕잎에 들어 있는 폴리페놀 성분이 노화를 억제하고, 루틴(rutin) 성분은 모세혈관을 튼튼하게 하여 뇌졸중을 예방하고, 혈당 저하 성분이 있어 당뇨 환자에게 좋다.

뽕나무 열매인 오디(상심자)는 포도당, 타닌산, 능근산, 칼슘, 비타민 A, 비타민 D 등을 함유하고 있어서 신경쇠약, 동맥경화, 당뇨병에 좋다. 오디는 술을 담그나 날 것으로 먹을 수 있다. 오디는 간장과 신장을 보하기 때문에 스태미나(stamina)와 정력에 좋고 장복하면 근골이 강해지고, 노

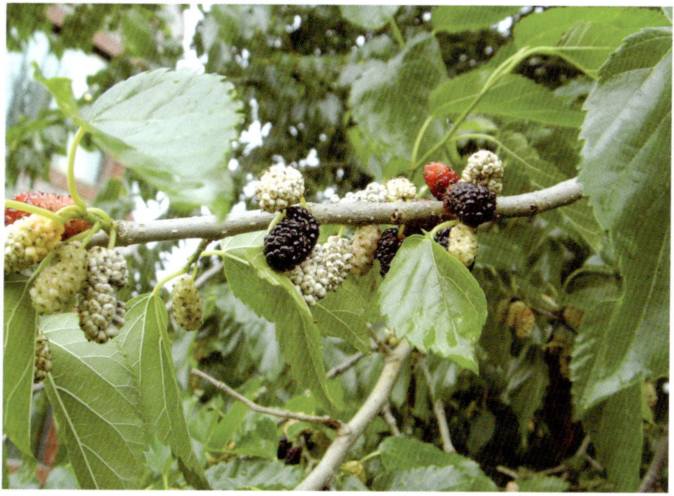

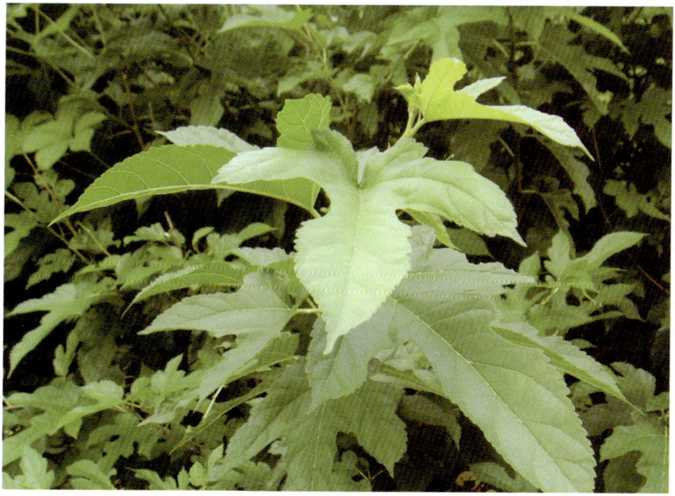

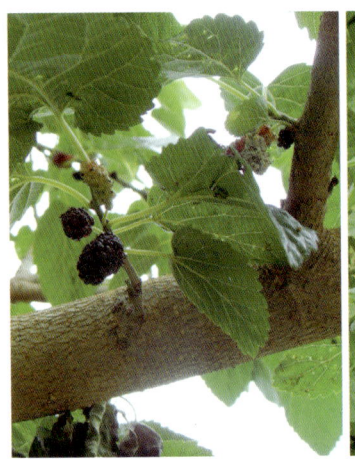 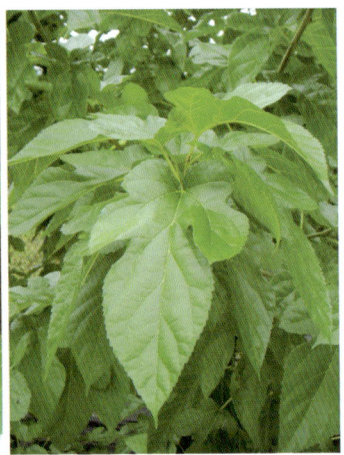

화를 억제한다. 뽕나무에 생기는 혹 '상영'은 술을 담가 먹거나 류머티즘, 위통에 쓰고, 뽕나무 겨우살이인 상상기생은 임금의 약재로 썼다.

한방에서 잎을 상엽, 줄기를 상지, 뿌리를 상백피라 부른다. 상엽은 항균 작용으로 해열·진해·거담·기침·해수·구갈·수종·두통·발열에 쓰고, 상지는 당뇨병·관절염·류머티즘·고혈압에 쓰고, 상백피는 사폐평천·해열·진해·토혈·수종·각기·빈뇨에 다른 약재와 처방한다.

민간에서 열매로 오디주를 담가 먹었고, 벌레에 물렸을 때 뽕잎으로 생즙을 내어 환부에 붙였고, 뽕나무껍질이나 잎에서 나오는 하얀 즙액은 버짐, 종기, 외상출혈에 발랐다.

생강나무

생강나무는 우리나라 각지의 산기슭이나 양지바른 곳에서 자란다. 길잎떨기나무로 높이는 3~5m 정도이고, 잎은 어긋나고, 윗부분이 3~5갈래로 얕게 갈라지고, 뒷면에 털이 있다.
꽃은 3월에 잎보다 꽃잎이 없이 노란색으로 피고, 열매는 9~10월에 둥글고 녹색에서 붉은색으로 변했다가 검은색으로 여문다.

산후병에 좋다

잎은 봄철 새순이나 한여름철 잘 자란 것을 채취하고, 잔가지는 가을이나 겨울, 이른 봄철에 채취한다. 잔가지를 잘게 썰어 그늘에서 말려서 약재로 쓴다. 5월에 새순을 따서 그늘에 말려서 먹거나 작설차를 만든다.
우리가 자주 먹는 녹차는 찬 성질이 있지만, 작설차는 몸을 따뜻하기도 하고, 향이 좋고, 근육과 뼈를 튼튼하게 하고, 몸 안의 독을 풀어주는 효과가 있다.

여성이 출산 후에는 자궁과 골반의 근육과 뼈가 본래의 자리로 돌아가게 하기 위해서는 몸을 따뜻하게 하고 어혈과 독기를 배출해야 하고 몸조리를 잘해야 한다. 생강나무는 여성의 산후병에 좋다.
잎과 잔가지를 달여 먹으면 몸이 따뜻해지고 뼈가 튼튼해지는 것으로 알려져 있다. 전통의학에서는 아이를 출산하고 자궁과 골반이 벌어졌다가 제자리로 돌아가는 기간이 49일로 보았다. 21일까지는 팔다리가 제자리로 돌아오고, 49일이 되어야 처진 근육이 제자리로 돌아오고, 찬물과 힘

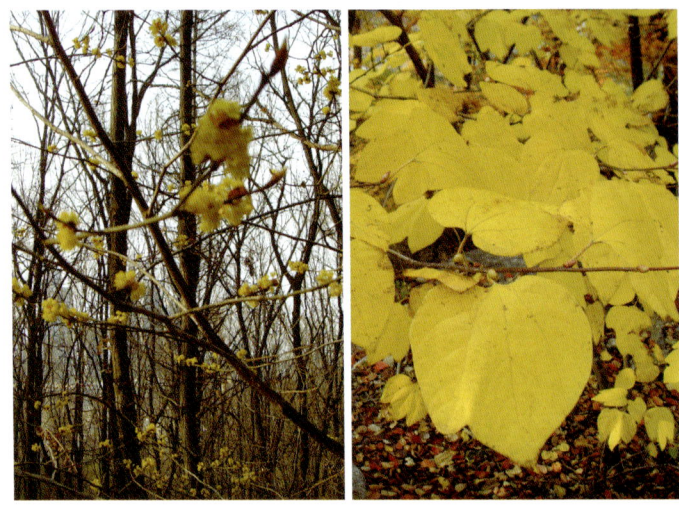

을 쓰는 일을 하지 않고 몸을 항상 따뜻하게 해야 한다고 경고한다.

한방에서 생강나무를 황매목이라 해서 건위제 · 배앓이 · 해독[淸肝]에 효
능이 있고, 줄기 껍질을 삼찬풍으로 부른다. 활혈, 산어, 소종, 서근,
타박상, 어혈로 인한 통증에 다른 약재와 처방한다.

민간에서 생강나무의 새순을 따서 나물로 무쳐 먹거나 찹쌀가루를 묻혀 튀
겨 먹었고, 가지는 햇볕에 말려서 잘게 썰어서 약용으로 썼고, 냉증 ·
근육통 · 신경통에 잔가지를 달여 먹었고, 발목이 삐었을 때 뿌리를 달
여 먹었다.

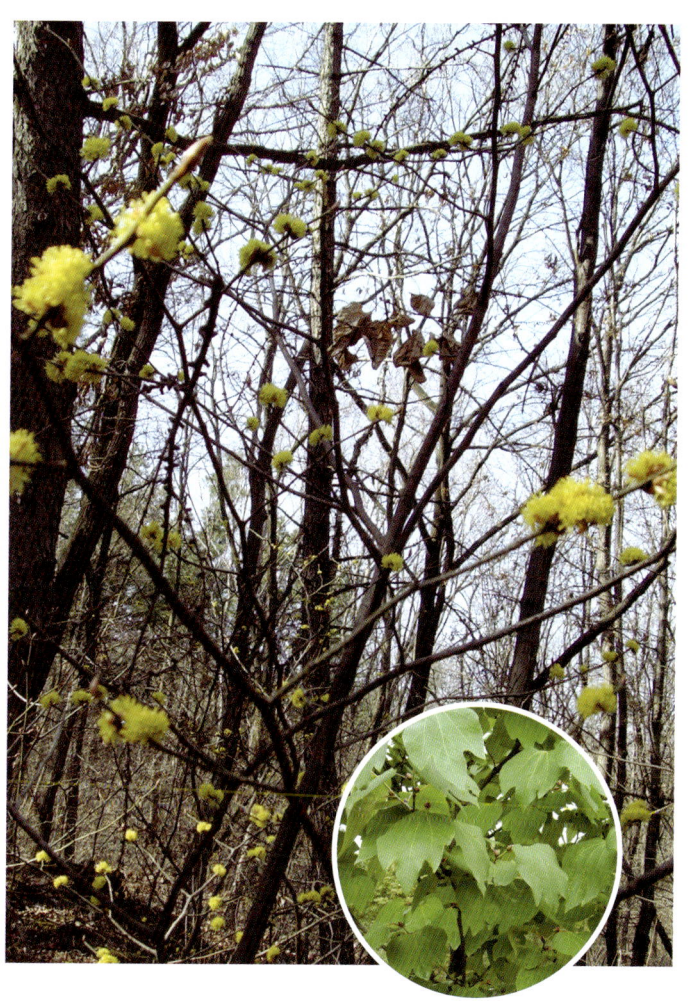

겨우살이

겨우살이는 다른 나무 가지에 뿌릴 박고 산다. 늘푸른떨기나무로 높이는 50cm 정도이고, 새둥지 같은 둥근 모양이고, 잎이 마주 나며 잎자루는 없고, 줄기에 마디가 있으면 가지가 둘로 갈라진다. 꽃은 1~3월에 가지 끝에서 꽃잎이 없이 종 모양의 연한 노란색으로 피고, 열매는 11~12월에 구슬 모양으로 여문다.

면역력을 키워 주고 항암 효과가 탁월하다

겨우살이가 수난을 당하고 있다. 겨우살이에 항암 효과가 있다고 알려지면서 수난을 당한 지 오래 되었고, 최근에 동백나무겨우살이가 몸에 좋다는 소문이 나면서 무차별 채취를 당하고 있는 것을 볼 때 아쉽기만 하다. 유럽에서는 1926년부터 임상실험을 거쳐 1980년대 이후 만병통치약으로 인식되었고 최근 항암 효과가 뛰어나 각종 암에 좋은 것으로 알려져 있어 암환자에게 희망을 주고 있다. 중국과 유럽에서 겨우살이 추출물을 흰 쥐에게 투여하는 동물실험을 한 결과 70% 이상 암세포를 억제하는 효과가 있는 것을 밝혔다.

『동의보감』에서 겨우살이는 "맛은 쓰고 달며 성질은 평하고 독이 없다. 간경과 신경에 작용하여 힘줄, 뼈, 혈맥, 피부를 좋게 하고 태아를 안정시키며 요통, 고혈압, 해산 후 자궁의 이완성 출혈 등에 사용한다"고 했다. 『항암본초』에서 "태루가 멎지 않는 것에 쓰고 태아를 편안하고 튼튼하게 한다"고 기록되어 있다.

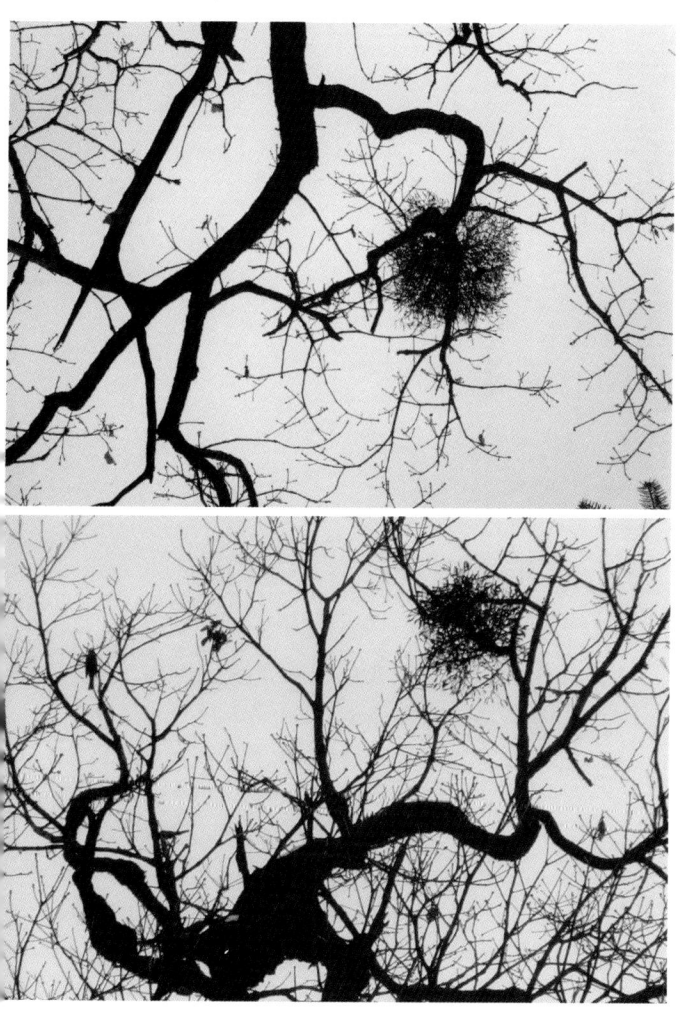

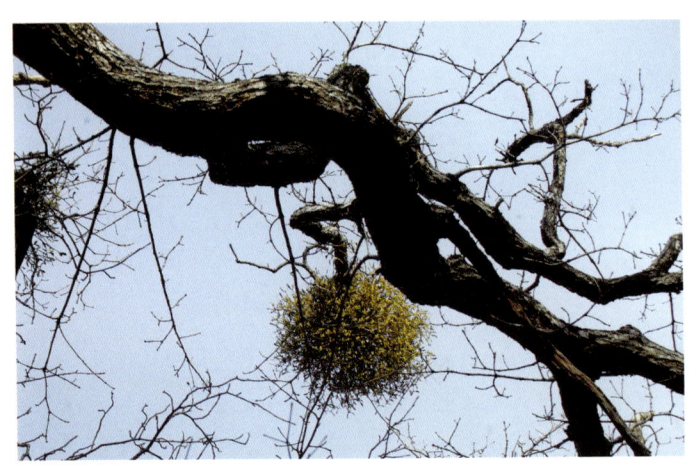

뽕나무에 나는 겨우살이는 상상기생으로 음력 3월 3일에 채취하여 그늘에 말려서 약재로 쓴다. 열매의 즙액이 끈끈할수록 약효가 좋다. 겨우살이는 독성이 없기 때문에 반드시 황금색으로 변한 것을 끓여서 체질에 관계없이 3개월 정도 상복하면 좋고, 환이나 고약을 만들어 먹거나 술을 담가 먹을 수 있다.

한방에서 이른 봄과 겨울에 채취하여 잎, 꽃, 열매, 줄기, 가지를 약재로 쓴다. 기생하는 나무, 채취시기, 건조 방법에 따라 약효가 다르다. 주로 암, 간염, 고혈압, 중풍, 기관지염, 요통, 관절염, 근육통, 당뇨, 불면증에 다른 약재와 처방한다.

민간에서 겨우살이를 채취하여 차, 술, 효소로 만들어 먹는다.

주목

주목은 추운 지역에서 자라고 해발 1,000m가 넘는 정상이나 능선에서 자란다. 늘푸른큰키나무로 높이는 17~20m 정도이고, 짧고 굵은 바늘 모양의 잎이 가지에 촘촘히 돌려 나고 뒷면에 2개의 녹색 줄이 있다. 나무 껍질은 얇아 띠 모양으로 벗겨지고 줄기를 자르면 붉다. 꽃은 4월에 수꽃은 황색, 암꽃은 녹색으로 피고, 열매는 9~10월에 붉은색으로 여문다.

암에 좋다

1971년 미국 국립암연구센터에서 주목 껍질에서 항암 효과가 있는 파크리탁셀이란 물질을 발견했고, 21년 뒤 미국의 브리스톨 마이너스 스퀴브(BMS)는 미국식품의약청에서 이 성분이 항암제인 '탁솔'로 시판 승인을 받아 지금은 연간 1조 원이 넘는 매출을 올리고 있다. 주목은 암환자에게 희망을 주는 나무다.

주목에서 추출되는 의약품으로 시판되고 있는 것은 의사의 처방으로 먹을 수 있지만, 함부로 상복하면 중독성의 위험이 있고, 혈압을 떨어뜨리는 작용이 있기 때문에 주의를 요한다. 잎과 씨앗에는 알칼로이드 계통의 탁신(taxin)이라는 유독 성분이 있어 혈압 강하 또는 심장을 정지시키는 부작용을 일으킨다.

중국에서는 가지나 잎을 자삼으로 부르고 이뇨, 통경, 당뇨병에 약용으로 쓴다. 미국에서 자라는 태평양산 주목에서 추출되는 독 성분은 새로운 항암 성분이 있어 유방암, 인후암, 후두암에 적용하고 있다.

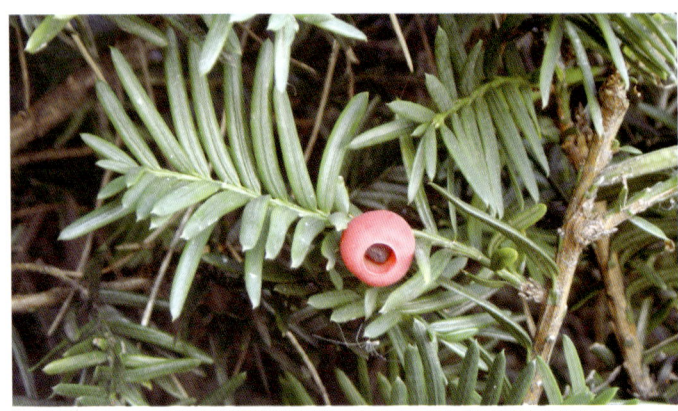

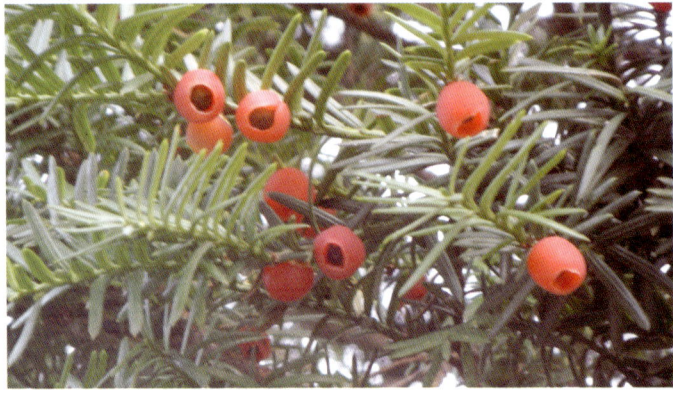

한방에서 잎을 말린 주목엽은 냄새가 심해 구충약이나 위장병・신장병・이뇨・당뇨에 효능이 있어 다른 약재와 처방한다.
민간에서 종자를 따서 기름을 짜기도 하고 물감을 들이는 염료로 사용한다.

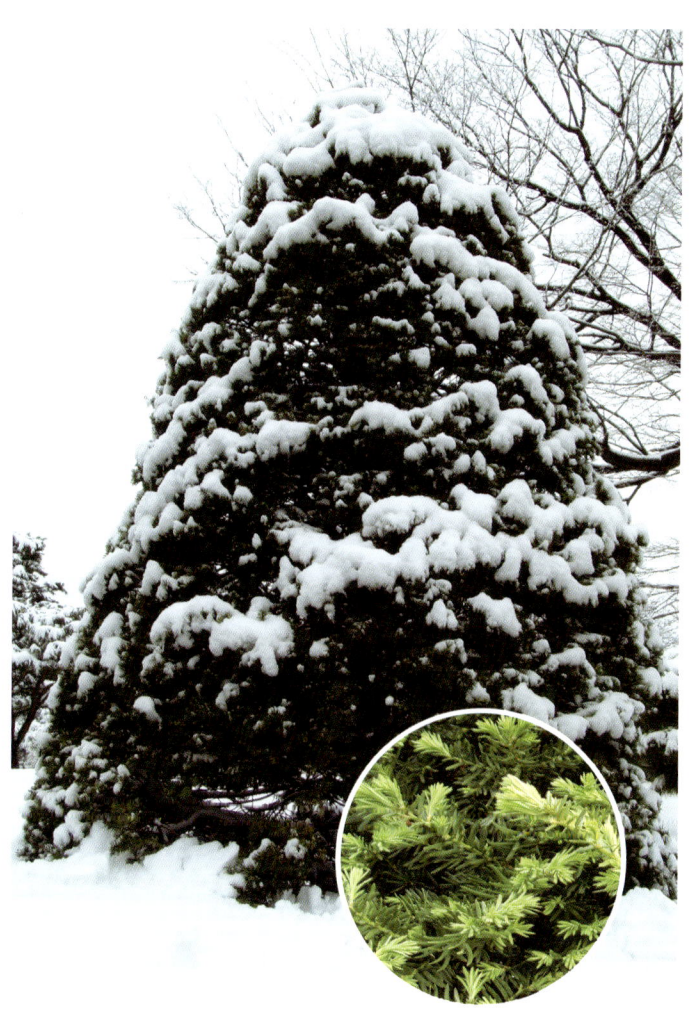

자두나무

자두나무의 원산지는 중국으로 과수원이나 집 주변에 심는다. 갈잎큰키나무로 높이 3~5m 정도이고, 긴 타원형의 잎이 어긋나고, 뒷면에 털이 있다. 가지는 붉은 갈색이고 반질반질하다. 꽃은 잎보다 먼저 흰색으로 피고, 열매는 6~7월에 둥글고 노란색 또는 자주색으로 여문다.

열려수

자두나무는 밤이 되면 어린 가지는 수면 운동을 하는 것처럼 큰 줄기쪽으로 모이고 낮에는 모두 퍼진다. 마치 정다운 부부가 나란히 동금(한 이불 속에서 잠을 자는 것)하는 모양을 닮았다 하여 열녀수 혹은 열녀목으로 부른다. 중국에서는 대추, 감, 배, 밤과 함께 5대 과일은 왕에게 진상했다.

당뇨에 좋다

자두나무는 식용, 약용, 유실수로 가치가 높다. 열매가 성숙된 것은 바로 생으로 먹을 수 있고, 덜 익은 것은 골절이 쑤시는 것과 오래된 열을 다스리는 데 쓴다. 오얏나무의 잎을 삶아서 어린아이의 경풍과 학질을 다스릴 때는 목욕을 시키면 효과를 볼 수 있다.

한방에서 열매를 이자, 속씨를 이핵인으로 부른다. 생진, 청간, 이수의 효능이 있고, 주로 소갈, 복수에 다른 약재와 처방한다.

민간에서 오얏씨를 가루내어 기미나 주근깨에 팩을 하였고, 땀띠에는 생잎을 따서 목욕을 했고, 목이 아프거나 기침을 할 때 열매를 태워 먹었다.

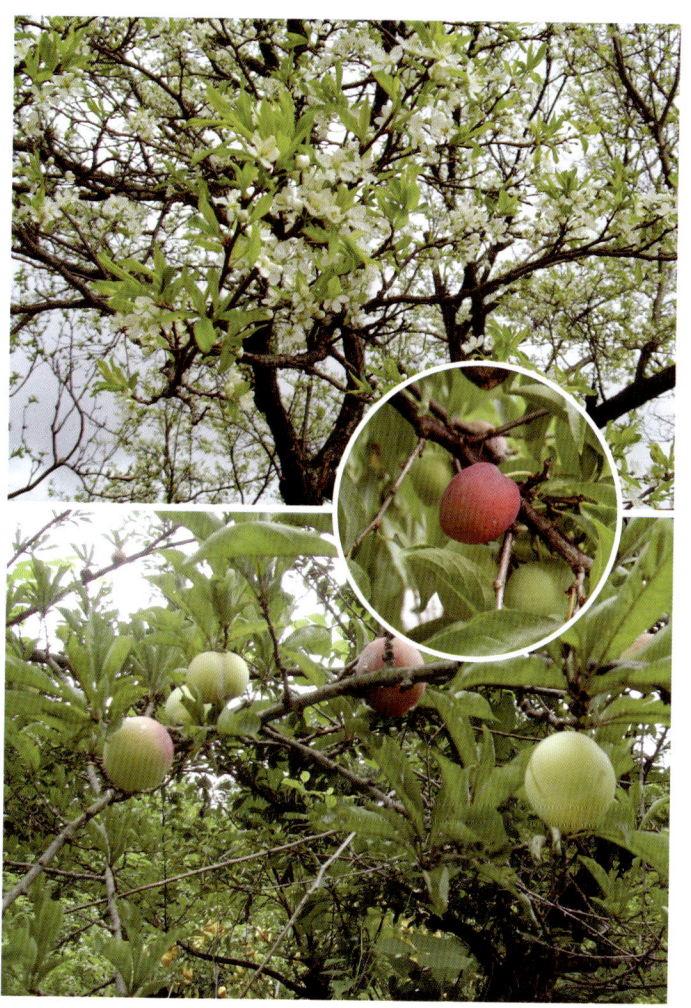

살구나무

살구나무 원산지는 중국으로 과수원이나 집 근처에 심는다. 갈잎큰키나무로 높이 5m 정도이고, 잎은 타원형으로 어긋나고 가장자리는 겹톱니가 있다. 어린 가지는 자줏빛을 띠고 잎자루는 붉은 빛을 띤다. 꽃은 4월에 잎보다 먼저 연한 분홍색으로 피고, 열매는 6~7월에 털이 덮여 둥근 노란색으로 여문다.

폐에 좋다

『본초비요』에서 살구는 "풍을 제거하고 한을 없애며 기를 내리고 담을 없앤다"고 했듯이 기침과 천식에 좋다. 살구에는 독이 있기 때문에 한꺼번에 많이 먹으면 정신이 흐려지고 근육과 뼈를 상하게 하기 때문에 적당히 먹어야 한다. 성숙되지 않은 열매는 먹지 않는다.

옛날 중국의 『신선전』에서 병을 고치는 의사를 행림이라 하는데 병이 중하면 5섯 그루, 가벼우면 1그루를 심게 했다 하여 살구나무 숲으로 부른다. 살구나무 목재를 채취하여 적당한 크기로 잘라 숲속의 늪에 처박아 두었다가 몇 년 후에 꺼내어 말린 후에 만든 목탁을 최고급으로 친다. 살구나무는 식용, 약용, 유실수로 가치가 높다.

민간에서는 빨래판으로 쓰기도 했다. 살구나무는 식용, 약용, 관상용, 밀원용, 유실수로 가치가 높다. 속씨인 핵인은 약재나 요리용으로 쓰고, 만주 지방의 상류에서는 살구나무를 관으로 썼고 가옥, 가구의 재료로 쓰고, 수레바퀴를 만들었다. 개살구나무는 꽃이 작지만 개량한 살구나무에

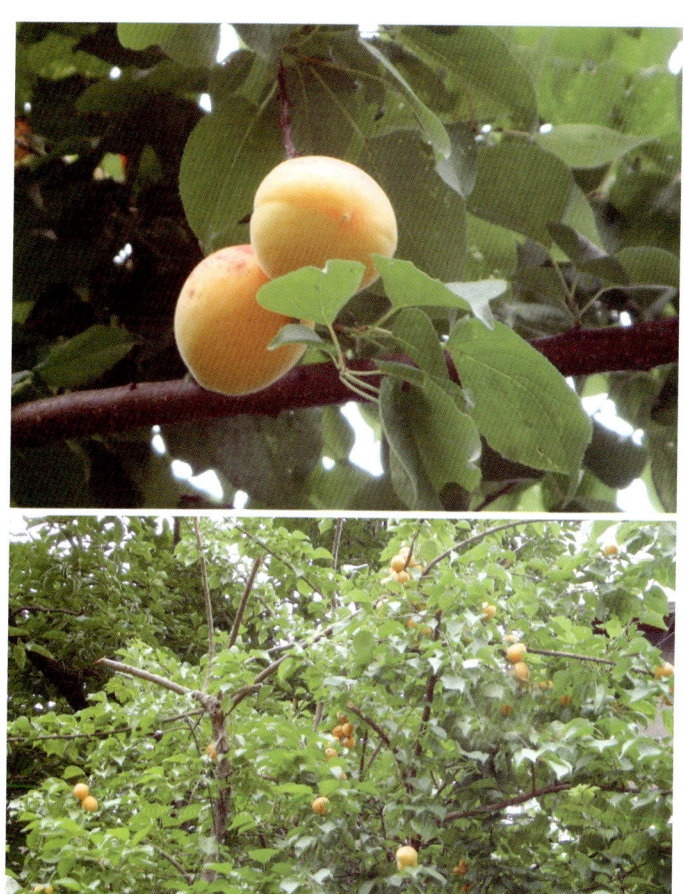

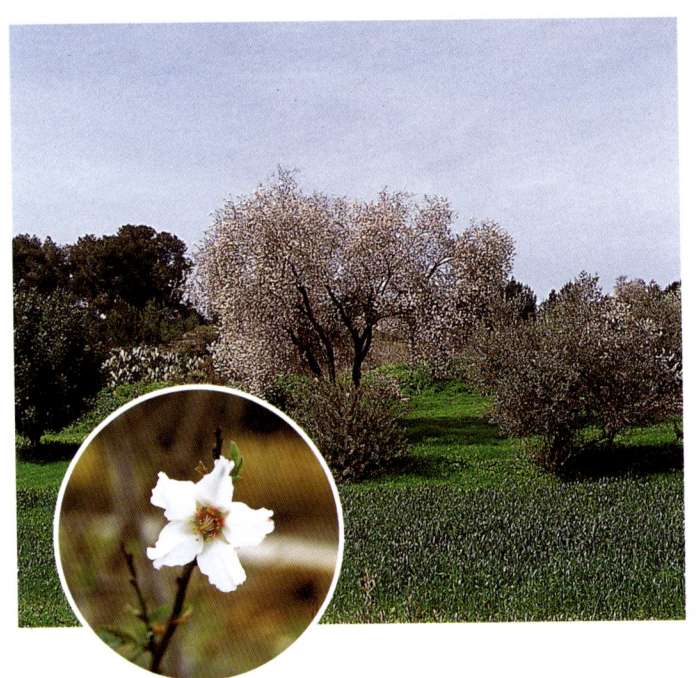

비해서 더 오랫동안 꽃을 피우기 때문에 산뜻함을 준다.

한방에서 종자를 행인으로 부른다. 주로 천식, 진해, 거담에 효능이 있고, 주로 폐를 다스리는 데 다른 약재와 쓴다.

민간에서 속씨를 빼고 생으로 먹는다. 속씨를 빼고 용기에 담아 설탕이나 시럽을 붓고 100일 동안 발효시킨 후 효소 1에 찬물 5를 타서 먹는다.

석류나무

석류나무 원산지는 이란이고, 중부 이남에서 자란다. 갈잎큰키나무로 높이는 4~5m 정도이고, 잎은 마주 나고, 가지에는 가시가 있다. 꽃은 5~6월에 가지 끝에 1~5송이씩 붉은색으로 피고, 열매는 9~10월에 둥글게 6~8cm의 황홍색으로 자라 장과가 터지면서 붉은색 씨가 나온다.

여성을 만드는 호르몬의 여왕

석류는 식용, 약용 관상용, 공업용으로 가치가 높다. 석류를 어떻게 먹어야 하는가? 석류막에 많은 천연식물성 에스트로겐이 함유되어 있기 때문에 껍질과 씨앗까지 먹어야 효과를 볼 수 있다. 석류에는 주로 미네랄, 비타민, 무기질, 칼슘, 단백질 등이 풍부하여 각종 인스턴트 음식과 첨가물과 오염된 몸을 정화할 수 있다.

석류와 복숭아는 여성의 뺨과 피부에 비유하기도 한다. 석류는 여성호르몬 부족의 원인으로 오는 질병을 치료하는 데 쓴다. 여성의 호르몬인 에스트로겐은 30대 이후부터 감소하여 45세 이후에 급격히 감소하면서 신체적으로 큰 변화를 맞게 되고 정서적으로도 여성을 잃어 가기 때문에 석류를 자주 먹는 사람은 10년은 노화를 늦출 수 있다. 여성은 폐경기 전에 건강관리를 해야 한다.

에스트로겐이 폐경기 이후에는 급격히 감소하여 피 속을 정화하지 못하기 때문에 갱년기 증후군인 안면홍조나 우울증을 비롯하여 몸의 변화를 느끼게 되는 원인이 되기 때문에 석류가 좋다. 그러나 여성이 임신 기간

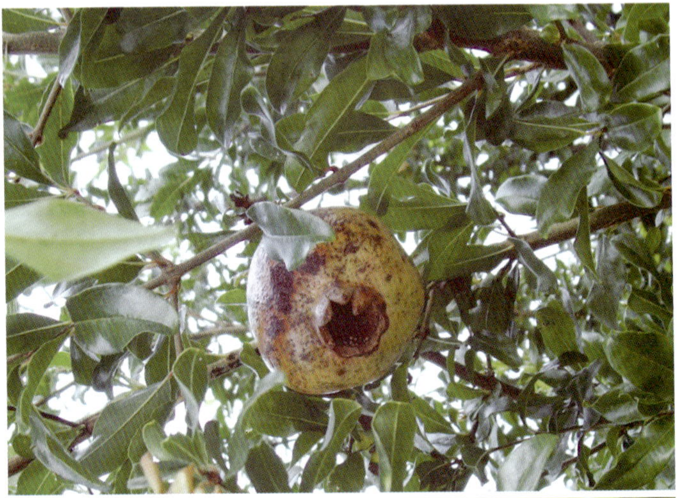

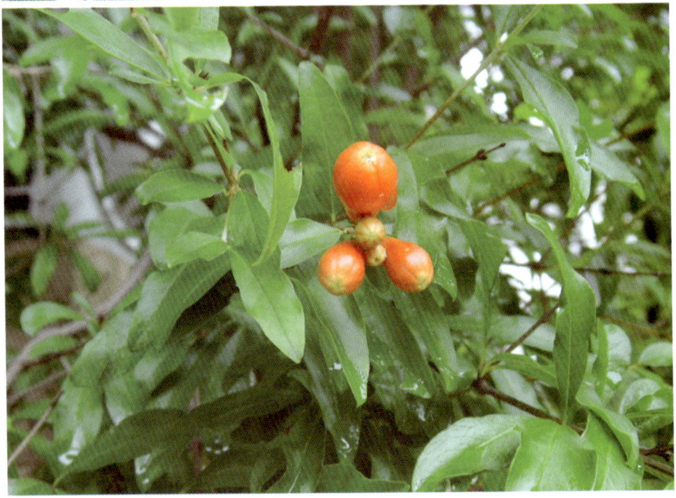

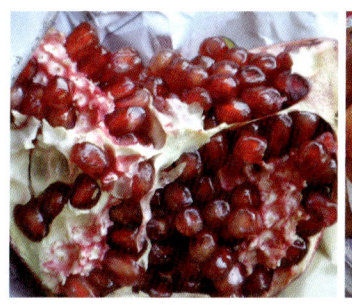
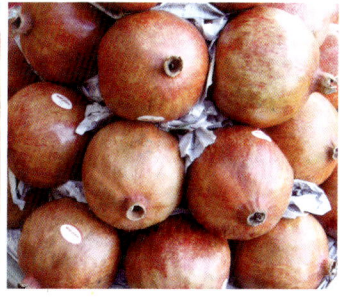

에는 석류를 상복하면 유산을 할 수 있으므로 주의를 요한다.
석류는 열매 껍질, 나무 껍질, 뿌리껍질을 약재로 쓴다. 이란 페르시아의 오랜 의서에서 석류는 위와 장을 다스리고 석류껍질을 달여서 마시면 설사를 멎게 한다.

한방에서 뿌리 껍질 및 줄기 껍질을 석류근피, 열매 껍질을 석류피라고 부른다. 석류 열매는 인후 종통·여성의 자궁 출혈·혈불중·대하·냉증·월경불순·치통·위장병에 효험이 있고, 석류엽은 무월경을 치료하는 데 쓰고, 석류는 주로 지사·장출혈·구내염·편도선염·조충구제·피임·이질·설사·복통·대하증의 수축제에 다른 약재와 처방한다.

민간에서 코피를 멎게 할 때 석류꽃을 분말로 만들어 코에 넣어 붙여서 진정시켰고, 편도선염과 인후염에는 석류 한 개를 물에 넣고 달인 즙으로 양치질을 하였고, 석류의 달콤한 맛은 음식으로 새콤한 맛은 주스로 만들어 먹는다.

배나무

배나무는 과수원에 심는다. 갈잎큰키나무로 높이는 5~8m 정도이고, 잎은 어긋나고, 반질반질하고 가장자리에 둔한 톱니가 있다. 꽃은 4월에 잎과 함께 흰색으로 피고, 열매는 9~10월에 둥글고 껍질은 연한 갈색이지만 속은 희다.

✚ 가슴의 답답함과 기침을 치료한다

『본초강목』에서 배는 "기침을 치료하고, 소갈을 치료하고자 할 때는 매일같이 먹어야 한다. 『의학입문』에서 "기침으로 가슴이 더부룩하면 좋은 배를 골라 속을 빼고 배 속에 꿀을 넣어 쪄서 먹으면 낫는다"고 했다. 과일 중에서 배는 수분이 많고 시원하고 상큼한 맛을 주기도 하지만, 배는 당분과 수분함량이 많아 주로 생과로 이용되고, 고기를 재는 데, 육회를 먹을 때, 냉면이나 김치를 담글 때 등에 이용된다. 배로 담근 술을 이강주라 한다. 이강주와 배와 생강과 꿀을 섞으면 이강고(기침약)가 되는데 이 명맥을 이어오는 곳이 전주이다. 원기가 부족하여 기력을 회복하고자 할 때는 배에 꿀을 넣고 통째로 구어 먹으면 좋은 것으로 알려져 있다.

- 한방에서 배의 가지와 잎을 달여서 토사곽란에 쓰고, 배나무 껍질은 잘 말려서 달여서 폐에 쓰고, 주로 담·기침·변비·이뇨에 다른 약재와 처방한다.
- 민간에서 버짐이나 옴이 생겼을 때 배나무 껍질을 달인 물로 환부를 씻었고, 복통에는 잎을 진하게 달여서 먹었다.

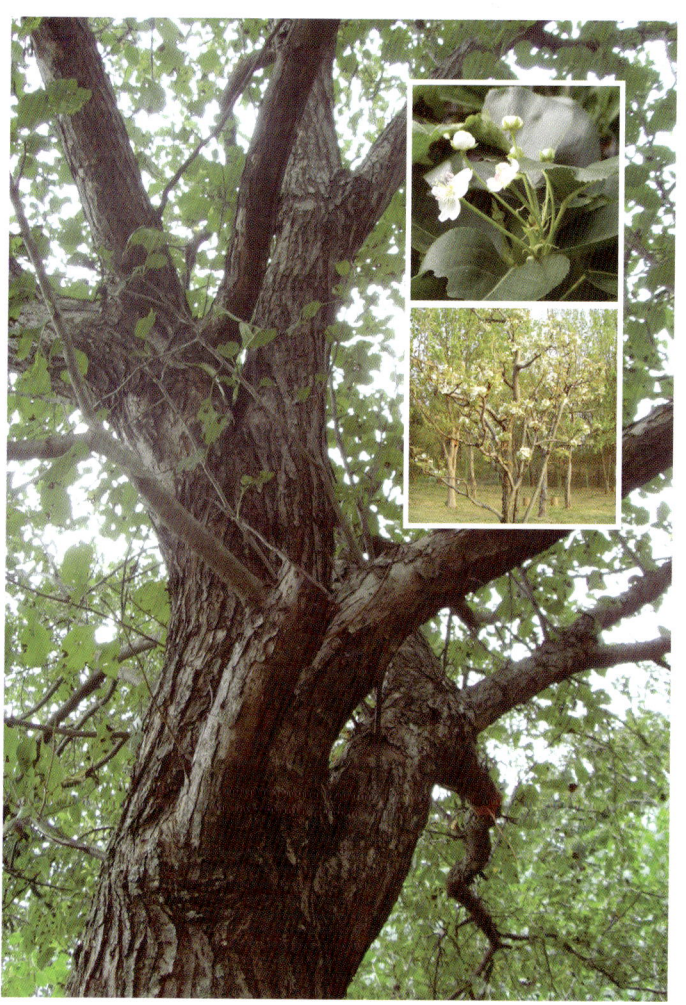

호두나무

호두나무는 중국이 원산지이고, 산 중턱이나 밭둑에 심는다. 갈잎큰나무로 높이는 15~20m 정도이고, 잎은 어긋나고 타원형의 작은잎이 5~7개 달린다. 꽃은 4~5월에 잎겨드랑이에서 밑으로 늘어지면서 녹색으로 피고, 열매는 9월에 핵과로 여문다. 호두인 씨는 껍질이 단단하고 가는 골이 패어 있다.

✚ 우울증에는 호두알을 먹어라!

『본초강목』에서 "호두껍질은 약성이 남을 정도로 태우면 하혈과 혈붕의 약이 되고 유선염에도 좋다"고 했고, 『본초강목』에서 "호두는 기를 보하고 혈을 기른다. 담을 없애 주며 수염과 머리카락을 윤택하게 해 준다. 종독을 흩어 버린다"고 했고, 『본초비요』에서 "호두는 폐를 따뜻하게 하고 장을 부드럽게 해 준다. 천식·요통·심복의 모든 통증을 다스린다"고 기술하고 있다. 「중경초약」에 노인의 치통을 치료하며 보기할 수 있고, 귀의 염증에는 호도의 종인을 짠 기름을 염증으로 분비액이 나오는 곳에 발랐다. 전통의학에서 '호도근'은 만성변비의 비약으로 쓴다.

최근에 밝혀진 바에 따르면 호두기름은 급성 폐렴에 효험이 있고, 기침이 심한 독감에도 탁월한 효과가 있다. 호두죽을 상복하면 아름다운 살결을 유지할 수 있어서 미용제로 더 각광을 받고 있다. 잦은 천식과 기침 가래에는 법제한 호두유가 좋은 것으로 알려져 있다. 호두는 영양가가 풍부하고 소화 흡수가 잘 되므로 중병을 앓고 난 환자의 회복제로 많이 쓰이며

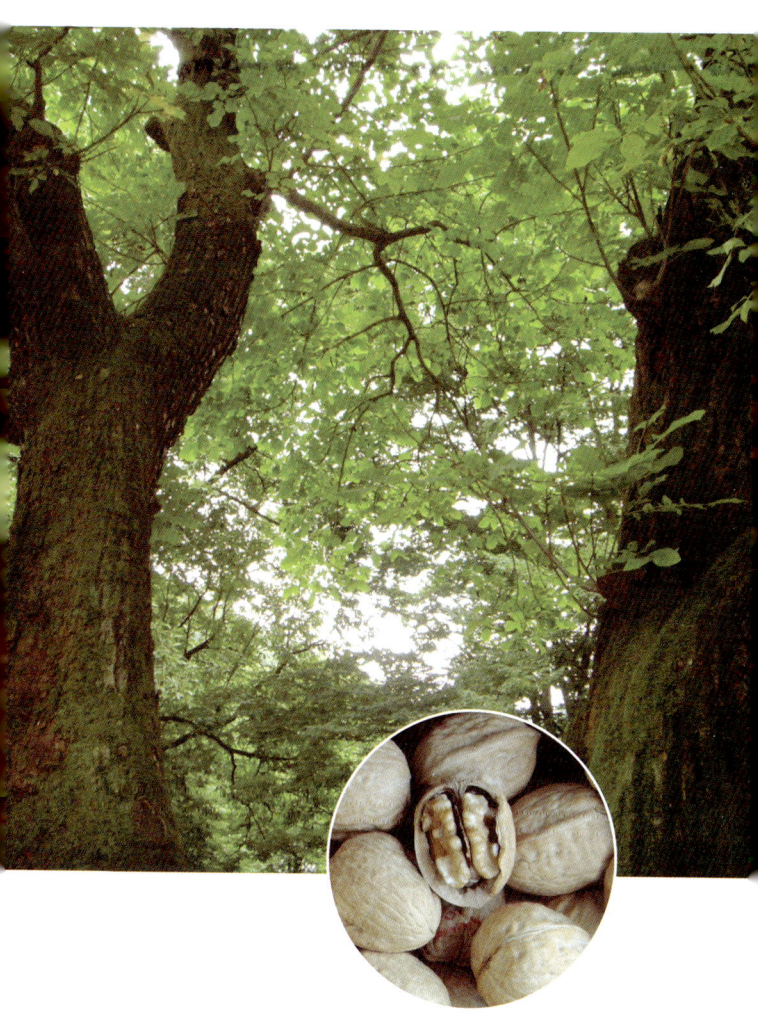

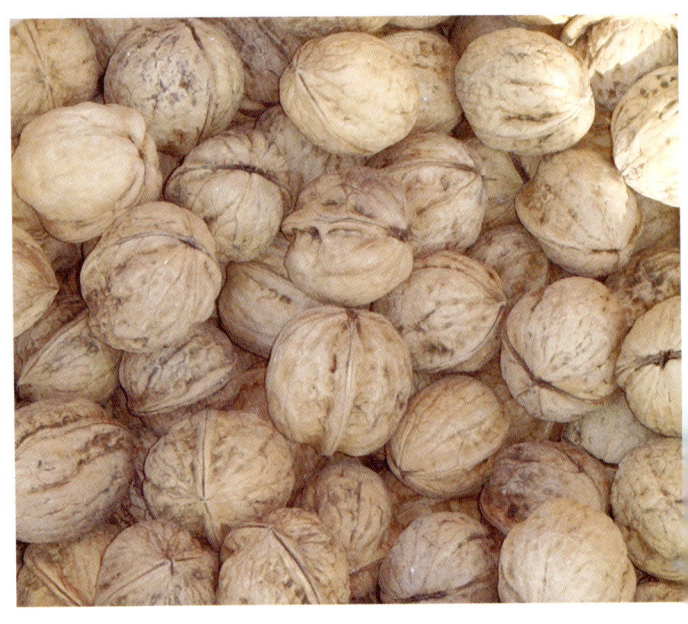

불면증 환자나 신경쇠약자에게 좋다.

한방에서 호두는 머리를 좋게 하고 살결을 곱게 해 주며 두발을 검게 해 주는 효능이 있고, 다리와 허리를 튼튼하게 해 주고, 이뇨 작용이 있고 신장을 강하게 하는 효능이 있어, 주로 뇌질환·신경쇠약·불면증·기관지 천식에 다른 약재와 처방한다.

민간에서 호두 속 알갱이를 먹는다.

호랑가시나무

호랑가시나무는 해변가나 산과 들에서 자란다. 늘푸른떨기나무로 높이는 2~3m 정도이고, 잎은 어긋나고 두껍고 반질반질하고, 잎 모서리마다 날카로운 가시가 있다. 꽃은 4~5월에 잎겨드랑이에 산형화서로 푸르스름하게 피고, 열매는 9~10월에 난형의 핵과로 여문다.

퇴행성 관절염에 좋다

호랑가시나무는 독성이 없어 잎, 줄기, 열매, 껍질, 뿌리를 모두 약용으로 쓴다. 잎은 여름에 채취하여 말려서 쓰고, 열매는 빨갛게 익을 때 채취하여 술을 담가 먹는다. 뿌리는 강장제나 관절통에 약재로 쓴다.
『본초강목』에서 "호랑가시나무 잎과 열매를 술에 담가 복용하면 허리가 튼튼해진다"고 했고, 『본초경소』에서 "호랑가시나무 잎은 담화를 치료하는 데 특효가 있다"고 기록되어 있는 것을 볼 때 혈액 순환을 좋게 하고 어혈을 풀어주고, 근육과 뼈를 튼튼하게 하기 때문에 요통, 관절염, 신경통, 골다공증에 좋다.

유럽에서는 호랑가시나무 잎에 소금을 섞어 관절염과 류머티즘에 쓰고 있고, 북아메리카 인디언은 호랑가시나무 잎으로 차를 만들어 마시고 있다. 골다공증이 있고 관절염으로 고생을 하는 사람은 호랑가시나무, 겨우살이, 접골목, 골담초, 쇠무릎 등을 동량으로 섞어 1일 40g을 달여 복용한다. 그러나 호랑가시나무는 피임 효과가 있기 때문에 임신을 원하는 사람은 복용을 하지 않아야 한다.

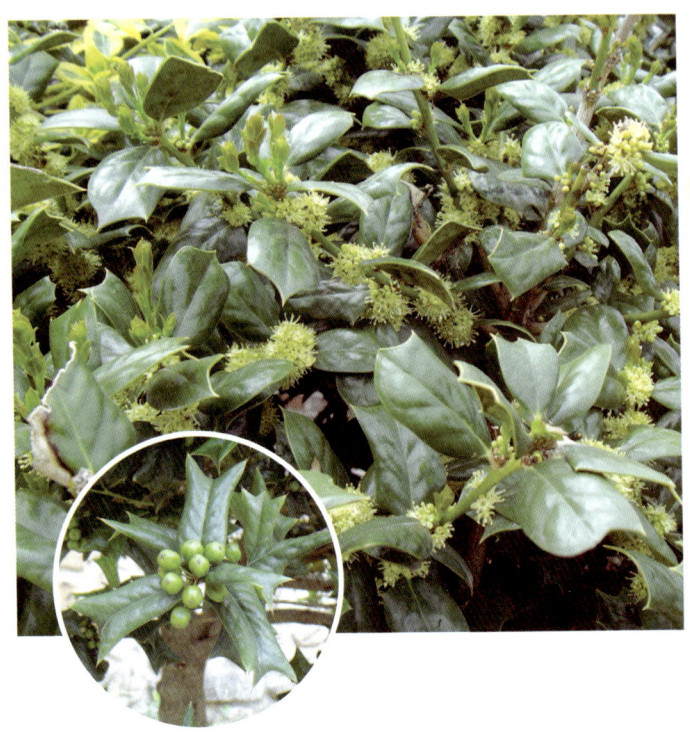

<u>한방</u>에서 잎을 구골엽으로 부른다. 주로 자양 강장제와 관절과 뼈를 다스리는 데 다른 약재와 처방한다.

<u>민간</u>에서 소변에 거품이 많을 때 잎을 차로 먹었고, 출혈이 있을 때 잎과 열매를 술로 담가 먹었고, 나무껍질로 염료나 끈끈이를 만드는 데 사용하였다.

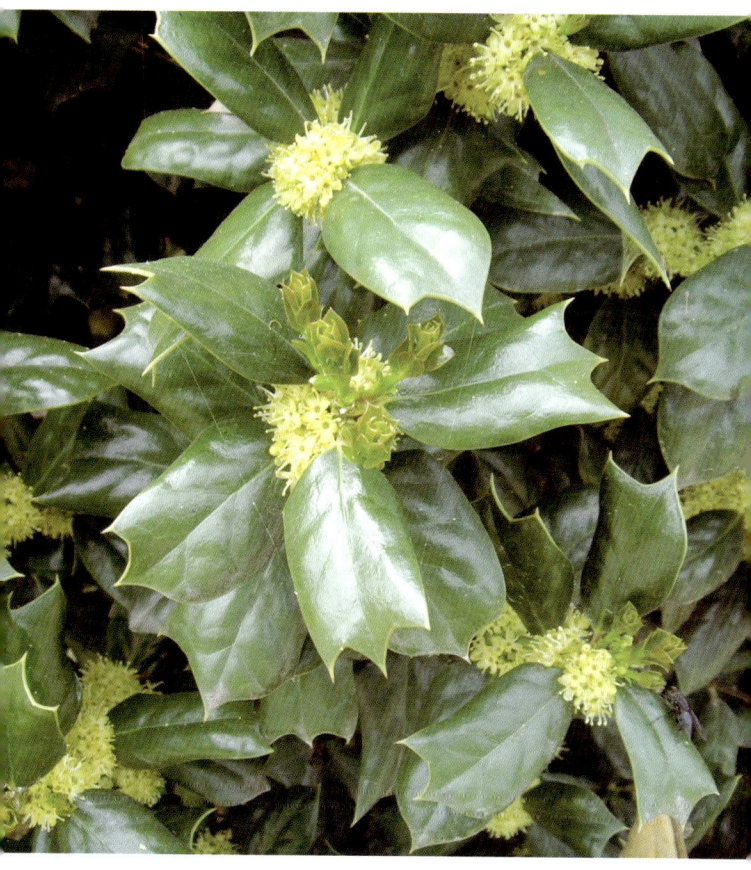

측백나무

측백나무는 중국이 원산지이고, 늘푸른큰키나무로 높이는 10~20m 정도이고, 잎은 앞뒤 구분이 없이 비늘 조각 모양이고, 어린 가지는 녹색이지만 오래된 나무껍질은 잿빛이다. 꽃은 4월에 누르스름하게 피고, 열매는 9~10월에 울퉁불퉁한 난과형 구과로 여문다.

✚ 원기 회복에 좋다

중국의 『식물명실도고』에서 측백나무는 "씨는 맛이 달다. 소나 말이 등창에 걸렸을 때는 측백나무 열매를 먹이면 낫는다"고 했다. 고려 명종 때 측백나무의 잎으로 담근 백자주는 가장 오래된 전통주이다.

측백나무 잎에는 정유와 히노키티올(Hinokitioil)을 함유하고 있어 장출혈, 혈변이 있을 때 지혈제로 쓴다. 측백나무의 어린잎과 가지나 종자를 햇빛에 말려서 식은땀, 신경 쇠약, 신체 허약증에 상복하면 좋은 것으로 알려져 있다.

한방에서 잎을 측백엽, 뿌리줄기를 백근백피, 종자를 백자인으로 부른다. 측백엽은 지혈, 거풍, 소염에 효능이 있고 토혈, 혈뇨, 이하선염에 쓰고, 백자인은 불면증, 자양강장, 진정, 통변에 좋고, 잎과 어린 가지인 백자엽은 장출혈, 혈변 등의 지혈제에 다른 약재와 처방한다.

민간에서 측백나무 종자인 백자인은 술을 담가 먹었고, 뿌리 줄기로 뜨거운 물에 데었을 때나 모발을 자라게 하는 데 사용하였다.

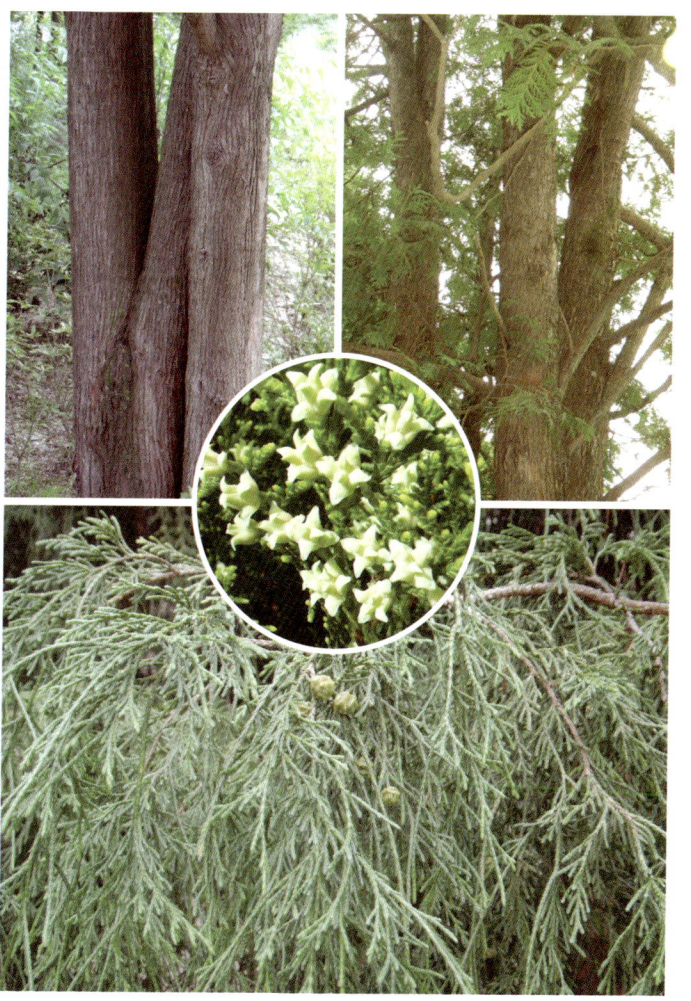

무화과나무

무화과나무 원산지는 서아시아 및 지중해안이고, 우리나라 남쪽 지방에서 심는다. 갈잎떨기나무는 높이 2~4m 정도이고, 잎은 손바닥 모양이고, 어긋나고, 잎과 줄기를 자르면 흰색 즙이 나온다. 꽃받침은 5~7월에 잎겨드랑이에 달리고 그 안에 작은 꽃이 많이 피는 외화이고, 열매는 8~10월에 달걀 모양으로 검은 자주색으로 여문다.

✚ 장(腸)에 좋다

무화과는 수확 후 이틀만 지나면 물러지는 부드러운 과일이므로 껍질째 먹거나 껍질을 벗겨 먹을 수 있다. 다른 과실은 덜 익거나 시기가 지나도 먹을 수 있지만, 무화과 열매는 적당히 익어야만 먹을 수 있다. 껍질을 벗긴 무화과는 냉동실에 얼려 두었다가 숟가락으로 떠 먹거나 우유나 요구르트를 넣어 셔벗을 만들어도 좋다.

『동의보감』에서 "체내의 독을 제거할 때, 위장 질환, 치질, 빈혈에 좋고 소화 촉진과 숙취 해소에 효과가 있다"고 했고, 『생초약성비요』에서 "무화과 뿌리가 울화증을 치료한다"고 했고, 『전남본초』에서 "모든 무명 종독이나 옹저에는 무화과를 참기름에 으깨어 바른다"고 했다.

무화과는 단백질을 분해하는 효소인 '피신'이 함유되어 있어 소화를 촉진하고 변비에도 좋고, 식이섬유, 칼슘, 칼륨 등의 함유량이 높아 성인병 예방에도 좋다. 무화과는 생식용, 건과용으로 생산되며, 열매를 고리 모양으로 압착하여 만든 일반용인 스트링휘그(string fig)와 부분 건조시켜

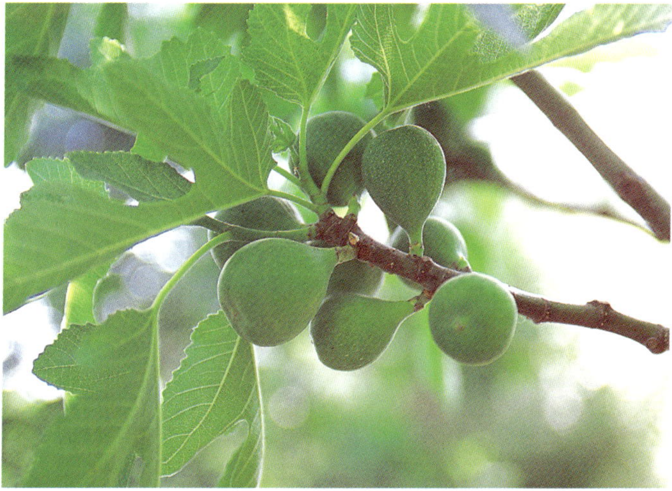

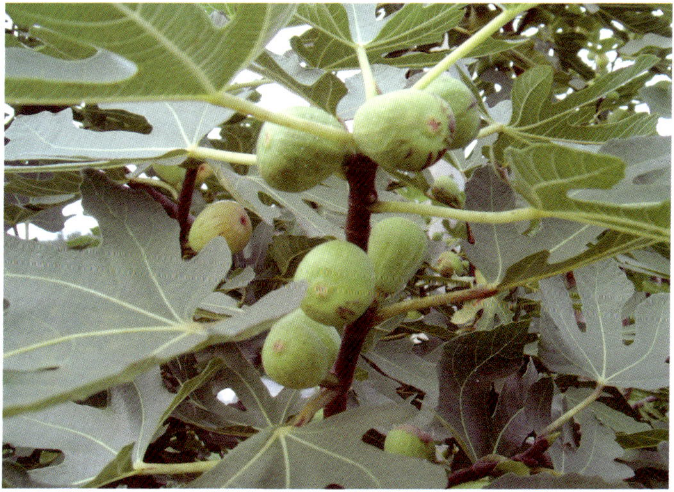

나무의 한방 약효비방

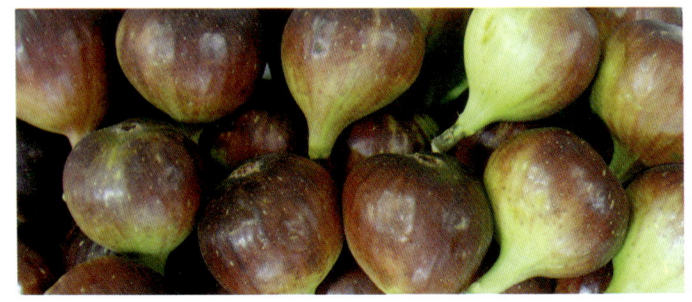

원형을 보존한 고급 휘그로 가공되어 시판한다.

최근에 무화과에는 항산화 기능을 하는 폴리페놀도 함유되어 있어 콜레스테놀 수치를 떨어뜨리는 것으로 밝혀졌다. 무화과 열매를 말려서 차로 달여서 마시면 오줌에 섞여 나오는 당분이 적어진다. 서양에서는 커피의 대용 또는 설사제(下劑)로 이용된다. 무화과나무 생가지를 자르면 나오는 흰 유액은 피부의 상처나 눈에 들어가면 유독하나 소량으로 치질 등의 외용약으로 쓴다.

한방에서 열매를 무화과, 잎을 무화과엽으로 부른다. 건위청장, 소종, 해독에 효능이 있고, 주로 장염, 이질, 변비, 치질, 치창, 종독, 심통에 다른 약재와 처방한다.

민간에서 고기양념에 넣어 연육제로 쓰고, 무화과 진액은 종기에 쓰고, 사마귀에 푸른 무화과의 하얀즙을 발랐고, 무화과 잎은 심통에 쓰고, 열매를 간식으로 먹었고, 잼, 즙, 양갱 등 다양하게 만들어 먹는다.

보리수나무

보리수나무는 산과 들에서 자란다. 갈잎떨기나무로 높이는 3m 정도이고, 잎은 어긋 나고 뒷면에 은백색 털이 있다. 어린 가지에 털이 있고 줄기에 가시가 있다. 꽃은 5~6월에 햇가지의 잎겨드랑이에서 흰색에서 노란색으로 변하고, 열매는 10월에 앵두처럼 붉은 장과의 열매가 여문다.

자양 강장제

보리수나무는 '근심과 걱정이 없는 나무' 라 하여 무환자(無患樹) 나무로 부른다. 예전에 비누가 없던 시절에는 나무의 속껍질로 빨래를 하는 데 썼고, 열매껍질로 머리를 감는 데 썼다. 보리수 열매는 산수유 열매와 비슷하다. 예로부터 앵두와 함께 어린이들에게 인기가 좋아 어린이들이 즐겨 먹었다. 뽕잎을 따면 흰색의 진액이 나오듯이 보리수나무의 잎이나 줄기를 꺾으면 그곳에서 흰색의 물이 나온다. 보리수나무는 열대지방에 나는 나무이다. 우리나라에서 말하는 보리수나무는 대부분 피나무를 가리킨다. 보리수나무는 보리화주나무, 볼레나무, 보리뚱나무 등 다른 이름으로 부른다.

보리수나무는 식용, 약용, 관상수로 가치가 높다. 동그란 빨간 열매는 염주의 재료로 썼고, 목재의 질이 좋아 사찰 부근에 많이 심는다. 보리수 목재는 탄력이 있고 잘 쪼개지지 않아 농기구나 각종 연장, 지팡이를 만들어 이용했다. 종자는 염주를 만드는 데 쓰고, 목재는 가구재로 썼다.
도봉산 도선사 뒷마당 옆에 보리수나무와 속리산 법주사 경내에 두 그루

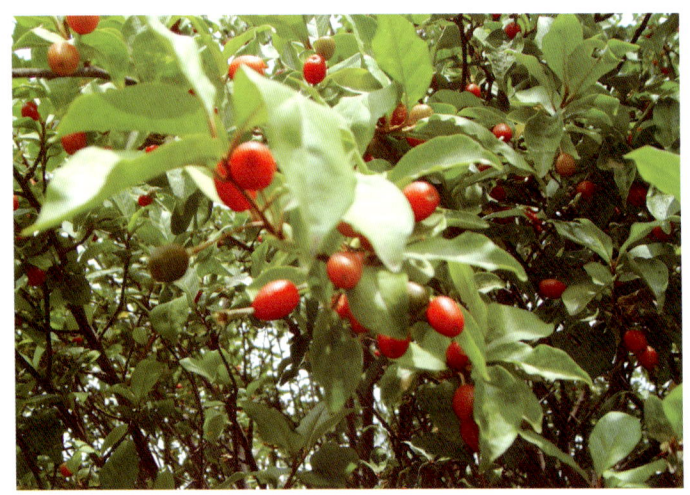

가 있다. 열대 지방에서 자생하는 나무는 나무 줄기에 나이테가 생기지 않지만 보리수나무에는 나이테가 있다. 보리수나무 열매는 약용과 식용으로 가치가 높고 목재로 사용을 않고 땔감으로도 부적절하다. 꿀을 모을 수 있는 훌륭한 밀원식물이다. 유럽 등지에서는 정원수로 식재되고 있다.

한방에서 잎과 뿌리와 열매를 우내자라 부른다. 청혈이습, 지혈에 효능이 있고, 십이지장충자양·진해·지사·이질·대하증·해수·이질·임병·붕대에 다른 약재와 처방한다.

민간에서 열매로 효소를 만들어 천식에 쓰고, 열매로 술이나 잼으로 먹었고, 기침에는 잎이나 뿌리를 달여 먹었다.

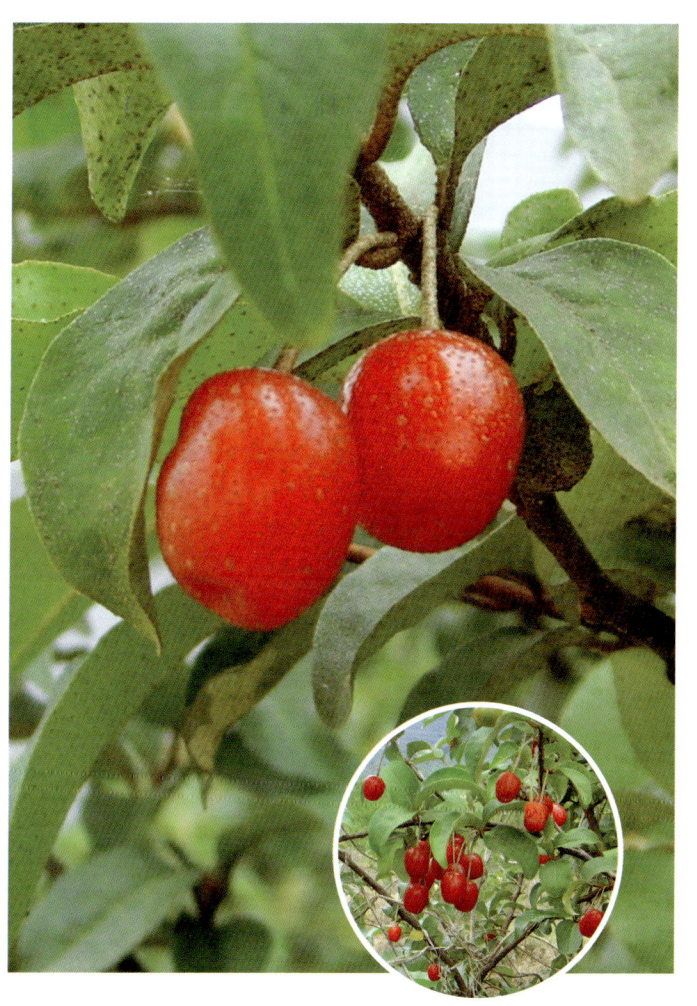

산딸나무

산딸나무는 중국이 원산지로 산이나 숲속에서 자라고 가로수로 심는다. 갈잎큰키나무로 높이는 5~7m 정도이고, 잎은 타원형으로 마주 나고, 잎맥에 갈색의 털이 있다. 가지는 층을 이루고 수평으로 퍼진다. 꽃은 6월에 가지 끝에 촘촘히 모여 흰색으로 피고, 열매는 10월에 산딸기 모양으로 붉게 여문다.

✤십자가를 만든 나무

봄꽃들의 잔치가 끝나갈 무렵 초여름을 재촉하는 흰색의 산딸나무 꽃이 피기 시작한다. 보편적으로 산딸나무로 부르지만 사조화, 소차축, 딸나무, 산달나무, 지방에 따라서 제주도에서는 들매나무, 경기도에서는 박달나무, 전라도에서는 미영꽃나무 등으로 부른다. 중부 이남과 지리산, 덕유산 등에서 볼 수 있다. 산딸나무는 식용, 약용, 조경수, 가로수로 치가 높다. 목재는 기구재, 상류재로 쓴다. 강원도 춘천, 전북 진안에서 가로수로 심어 사람들에게 즐거움을 준다. 겨울이 오기 전에 산딸나무의 빨간 열매가 산딸기를 닮아 이름이 붙여졌다. 열매를 따서 생으로 먹기도 하고 술이나 효소를 담가 먹기도 하지만 새들의 먹잇감이 되고 있다.

✤기력 회복에 좋다

한방에서 생약명은 사조화로 부른다. 기력 회복에 다른 약재와 처방한다.
민간에서 10월에 성숙한 열매를 따서 생으로 먹는다. 6월에 꽃을 따서 말려 차로 먹는다.

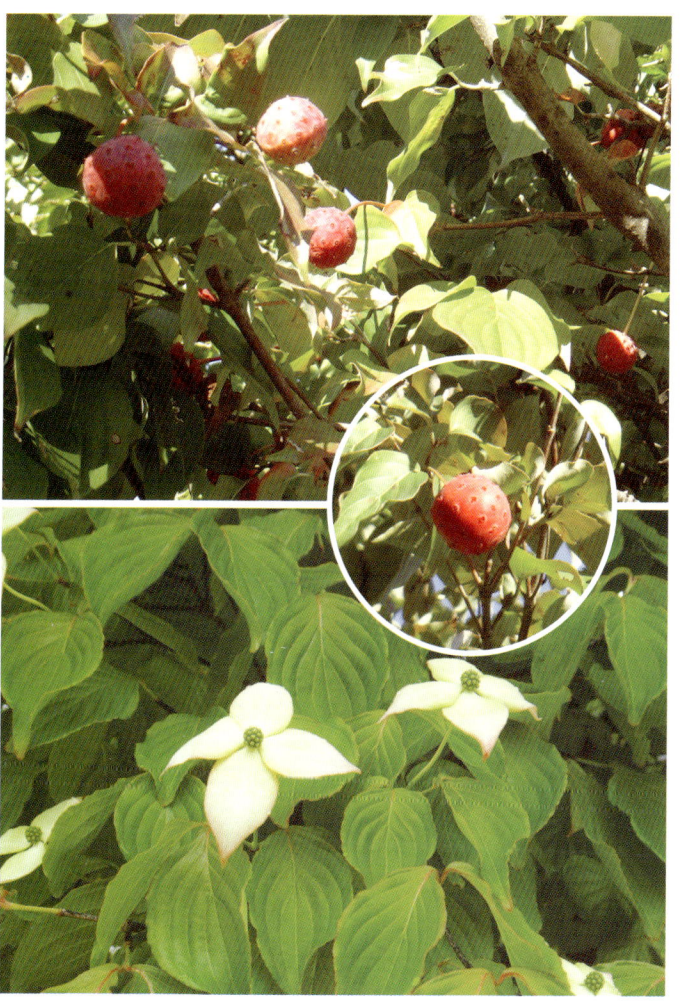

자목련

자목련은 중국에서 들어온 귀화식물이다. 관목상인 것이 많으며 관상용으로 심는다. 높이 15m에 달하고 가지가 많이 갈라진다. 잎은 마주 나고 달걀을 거꾸로 세운 듯한 모양이며 가장자리가 밋밋하다. 양면에 털이 있으나 점차 없어지고 잎자루는 길이 7~15mm이다.

목련꽃차

목련꽃차는 크고 순수한 모습으로 꽃차를 보기만 해도 마음이 정화되는 느낌을 준다. 목련 봉오리는 예부터 귀한 약재로 사용됐다. 목련꽃은 꽃이 핀 후 하루 정도 된 것이 약효가 가장 뛰어나다. 맛과 성질은 평범한 편이다. 다만, 손의 체온에 의해 꽃잎이 쉽게 변색하므로 꽃잎을 채취할 때는 핀셋이나 나무 집게를 사용한다. 차를 만드는 과정은 한 잎씩 분리하여 연한 소금물에 한 번 씻은 후 채반에 널어 물기를 뺀 후 그늘에 말린다. 밀폐용기에 보관하여 뜨거운 물에 우려 먹는다. 특히 주의할 점은 자목련 꽃은 독성이 있으므로 전문 한의사 등과 상의한 후 복용하는 것이 좋다.

비염, 축농증에 좋다

한방에서 목련 봉오리를 따서 말린 것을 '신이화'라 한다. 축농증, 비염에 탁월하다. 폐에 찬 기운이 차서 생기는 가래에도 효능이 있다.

민간에서 목련 꽃차를 복용하면 두통, 혈압 강하, 집중력 강화, 기억력 증진에 도움을 준다. 특히 알레르기 비염 증상에 꾸준히 복용하면 탁월한 효과를 볼 수 있다.

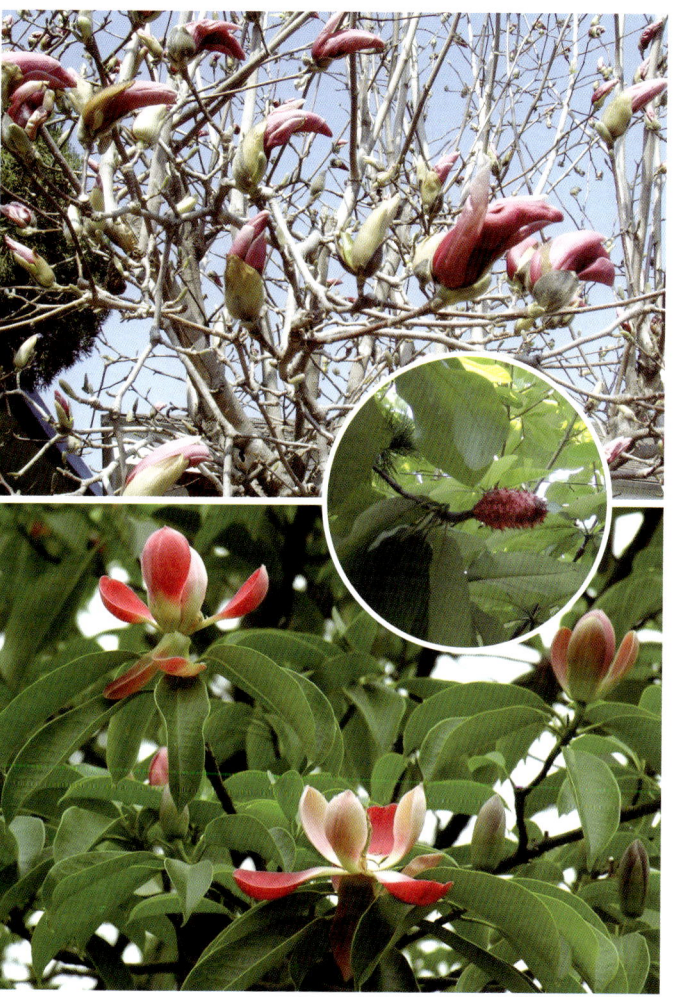

나무의 한방 약효비방 | 147

화살나무

화살나무는 산기슭이나 들에서 자란다. 갈잎떨기나무로 높이는 2~3m 정도이고, 잎자루가 짧고 타원형의 잎은 마주 나고 흰빛이 돈다. 가지에 2~4개의 회색 날개가 있다. 꽃은 5~6월에 잎겨드랑이에 3송이씩 녹색으로 피고, 열매는 10월에 달걀 모양으로 붉게 여문다.

화살나무는 가을에 단풍이 아름답고 잎과 줄기가 독특한 우리 나무다. 화살나무는 식용, 약용, 분재, 조경수로 가치가 높다. 날개가 달린 줄기를 잘라 꽃꽂이에도 활용하고 있다. 옛날에 화살나무로 진짜 화살을 만들기도 했으며, 지팡이를 만들었다. 목재는 치밀하여 인장이나 강도가 높아 나무 못 같은 특수 용도나 세공재로 쓴다.

✽ 혈액 순환에 좋다

대부분의 나무는 뿌리나 줄기를 약재로 쓰는 것이 많지만 화살나무는 날개 부분만 약용으로 쓴다.

<u>한방</u>에서 날개를 귀전우로 부른다. 피멍을 풀어주고, 피를 조절하고, 거담 작용에 효능이 있어, 주로 동맥 경화, 혈전증, 가래 기침, 월경 불순, 출산 후 피가 멈추지 않거나 어혈로 인한 복통에 다른 약재와 처방한다.

<u>민간</u>에서 가시를 빼는 데 날개를 태워 쓴다. 어린 잎을 채취하여 끓는 물에 살짝 데쳐서 날로 무쳐 먹는다. 많이 먹으면 설사를 하기 때문에 적당히 먹어야 한다.

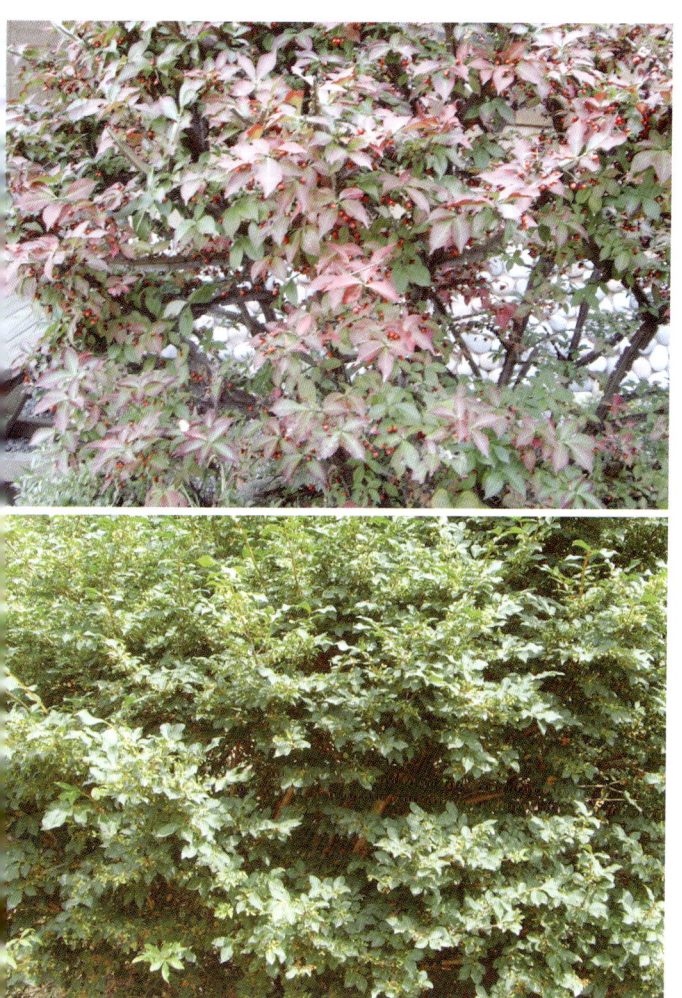

버드나무

버드나무는 냇가에서 자라고 가로수로 심는다. 갈잎큰키나무로 높이 15~20m 정도이고, 잎은 어긋나고 가장자리에 잔톱니 모양이다. 어린 가지는 밑으로 처지고, 나무껍질은 얕게 갈라진다. 꽃은 4월에 잎과 함께 연한 노란색으로 피고, 열매는 5월에 달걀 모양의 삭과로 여문다.

✛아스피린을 추출

버드나무는 독이 없어 고약을 만드는 재료로 쓰고, 나무껍질은 이뇨제로 쓰고, 아스피린의 원료도 버드나무의 뿌리에서 추출한다.

의성 히포크라테스는 버드나무의 잎과 껍질이 통증 완화에 효과가 있다는 기록을 남겼고, 그로부터 2300여 년이 지난 1892년에 과학자들은 버드나무 껍질로부터 통증을 완화하는 성분인 '살리신'을 발견했고, 1915년 독일 바이엘은 이 살리신으로 우주인도 휴대한다는 해열진통제 '아스피린'을 개발하였다.

우리 조상은 오랫동안 양치질을 할 수 없을 때 버드나무 가지를 사용하였고, 고대 인도에서는 버들가지로 이를 닦는 습속이 있었다. 우물가에 버드나무를 심은 이유는 뿌리가 물을 정화시키기 때문에 민간에서는 우물에 버드나무 잎을 넣어 살균하기도 했다.

봄에 황사와 함께 버드나무의 씨앗인 솜털인 종모에 먼지가 휩쓸려 다니면서 사람의 눈이나 콧속으로 들어가면 염증을 일으키는 화분병의 원인이 되기 때문에 호흡병에 조심해야 한다.

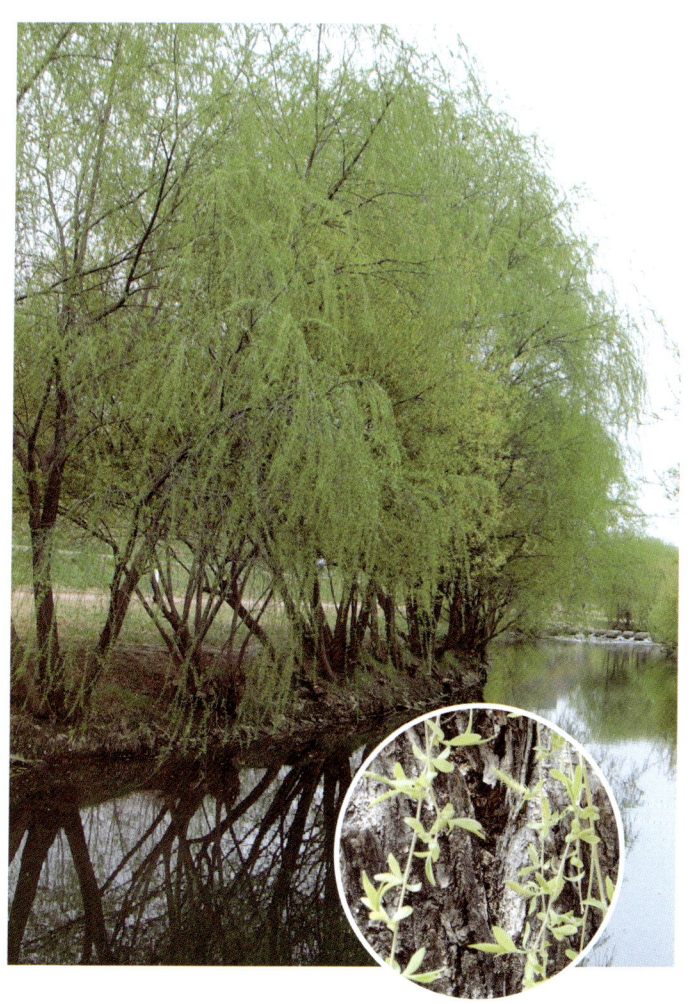

나무의 한방 약효비방 | 151

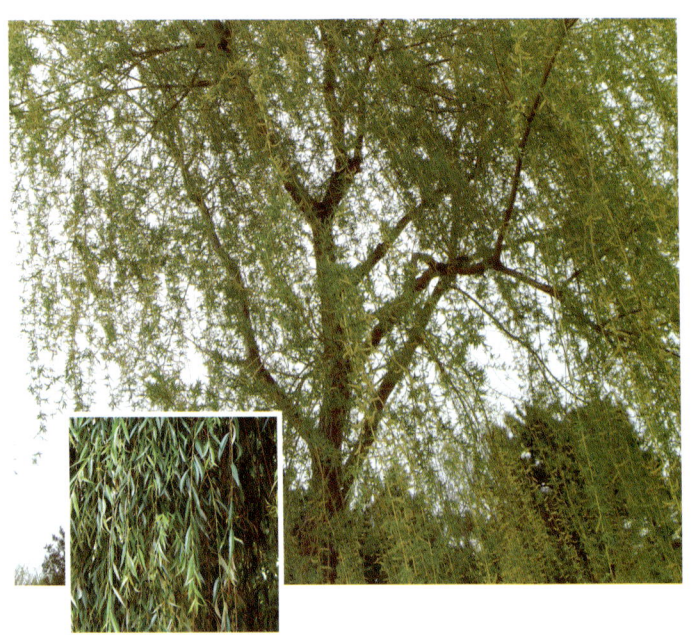

한방에서 버드나무 생약명은 유서로 부른다. 주로 지혈제에 효과가 있는 것으로 알려져 있다. 잎과 가지를 이뇨·진통·해열제로 쓰고, 잎과 껍질은 지혈·각기·치통·황달에 쓰고, 수피는 수렴제·해열제·이뇨제로 쓰고, 가지는 중풍·거담·종기·소염·통경에 다른 약재와 처방한다.

민간에서 객혈에는 꽃을 달여 먹었고, 옻이 오르면 가지를 태운 연기를 쐬었으며, 피가 나는 곳에는 열매의 솜털을 붙여 지혈에 썼다.

자귀나무

자귀나무는 가로수나 공원에 심는다. 갈잎큰키나무는 높이 6~9m 정도이고, 잎은 어긋나고, 가장자리가 밋밋하다. 줄기는 약간 드러눕는다. 꽃은 6~7월에 가지 끝이나 잎겨드랑이에 20여 송이가 연분홍색으로 모여 피고, 열매는 9~10월에 꼬투리 속 1개에 씨가 5~6개 들어 있다.

근골(筋骨)에 좋다

잎은 봄부터 여름까지 채취하고, 꽃은 필 때, 줄기와 껍질은 가을부터 이듬해 봄까지 채취하여 잘게 썰어 말려 약재로 쓴다. 자귀나무는 힘줄과 뼈를 이어 주는 작용이 탁월하여 골절통, 근골통에 좋은 것으로 알려져 있다. 자귀나무는 비타민 C, 사포닌(saponin), 탄닌(tannin), 알칼로이드(aikaloid) 성분이 있어 혈액 순환과 신진 대사를 좋게 한다. 잎을 말려 가루향을 내거나 가축의 사료로 쓴다.

『동의보감』에서 합환피에 대하여 "성질이 평하고 맛은 달며 독이 없다. 오장을 편하게 하고 정신과 의지를 안정시키며 근심을 없애고 마음을 즐겁게 한다"고 했고, 『향암본초』에서 "성내는 것을 누르고 기쁘게 하여 근심을 없게 한다. 자귀나무를 정원에 심어 놓으면 성을 내지 않게 된다"고 했고, 『단심』에는 "자귀나무 껍질은 뼈가 부러진 것을 잘 붙게 하는 약이다"라고 했다.

옛날 중국에 두고라는 사람의 부인은 해마다 단오날이 되면 자귀나무의

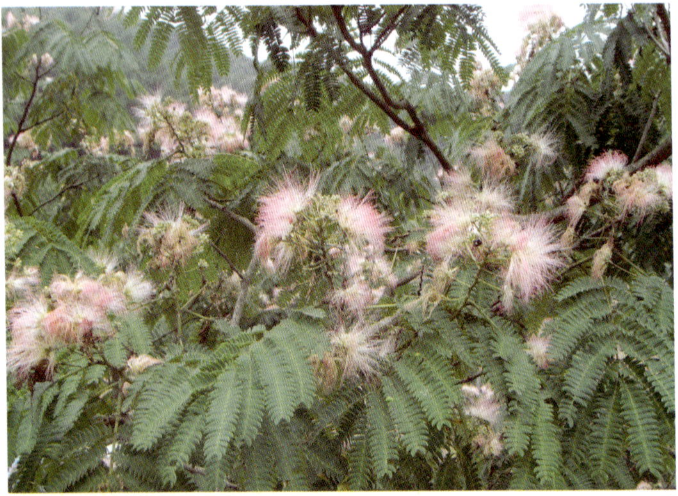

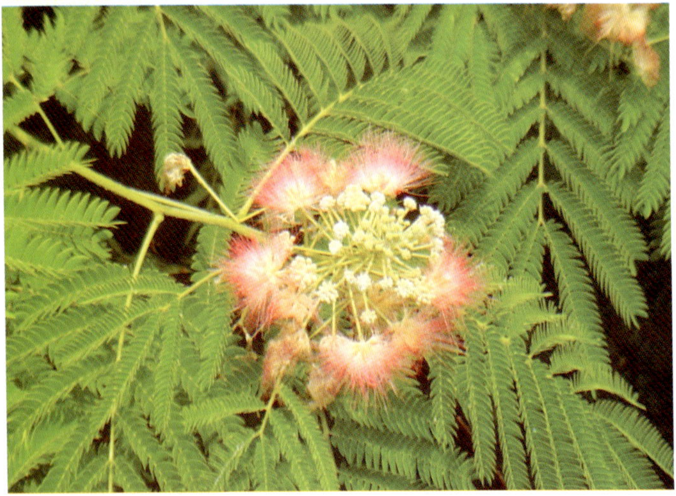

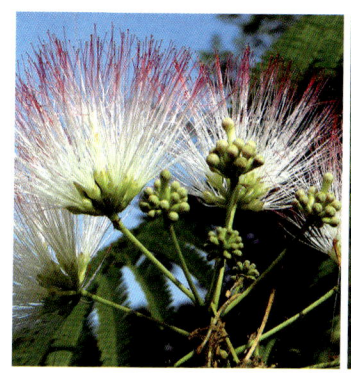 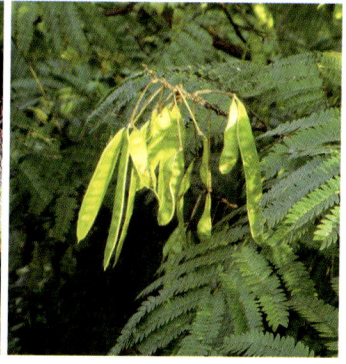

꽃을 따서 말린 후에 베개 속에 넣어 두었다가 꽃을 꺼내어 술에 타서 남편에게 마시게 했다. 그러면 남편이 좋아하고 금세 명랑해졌다고 해서 "기쁨을 함께 하는 나무"라는 별명을 갖게 되었다. 자귀나무는 꽃이 공작처럼 피어 그 아름다움을 한 달간이나 감상할 수 있다. 자귀나무는 줄기가 굽거나 약간 드러눕는 형이어서 목재로는 크게 이용되지 않으나 꽃과 잎 그리고 나무의 수형이 아름다워 정원이나 공원에 관상수나 가로수로 심고 있다.

한방에서 줄기나 뿌리 껍질을 합환피로 부른다. 늑막염과 타박상에 쓰고, 주로 이뇨, 살충, 강장, 구충에 효능이 있어 다른 약재와 처방한다.

민간에서 잎으로 고약을 만들어 썼고, 자귀나무는 폐농양으로 인한 해수와 토혈을 멈추게 하며 고름을 삭히는 데 쓰고, 신경안정에는 꽃과 수피를 달여 먹었다.

이팝나무

이팝나무는 높이 25m까지 자라고 수피는 회색을 띤 갈색으로 불규칙하게 세로로 갈라진다. 잎은 마주 나며 긴 타원 모양 또는 거꾸로 된 달걀 모양으로 가장자리는 밋밋하지만 어린 잎은복거치가 있기도 하다. 꽃은 5~6월에 피며 흰색의 이가화로 새 가지의 끝부분에 달린다.

풍년을 기원하는 흰 쌀밥나무

늦은 봄에 이팝나무 가지에 하얀 꽃송이를 멀리서 바라보면 마치 흰 쌀밥처럼 생겼다 하여 이밥나무로 부르다가 이밥이 이팝으로 변하여 이팝나무로 부르게 되었다. 그래서 흰쌀밥나무라는 애칭을 가지고 있고, 꽃이 입하에 피기 때문에 입하목, 이암나무, 뻣나무 등으로 부른다.

이팝나무에서 꽃이 많이 필 때는 풍년, 꽃이 많이 피지 않을 때는 흉년이 든다고 믿는 속설을 가지고 있기 때문에 한 해의 풍년을 점치는 나무로 알려져 있다. 전남 승주군 쌍암면의 수령이 500살쯤 되는 이팝나무는 천연기념물 제36호로 지정하여 보호를 하고 있다.

기력 회복에 좋다

한방에서 식물 전체를 지사제나 건위제로 사용하며, 꽃은 중풍치료에 쓰이기도 한다고 한다.

민간에서 강정 작용, 건위 작용, 기력이 감퇴되어 일어나는 수족마비 증세 호전 등에 효능을 나타낸다고 한다.

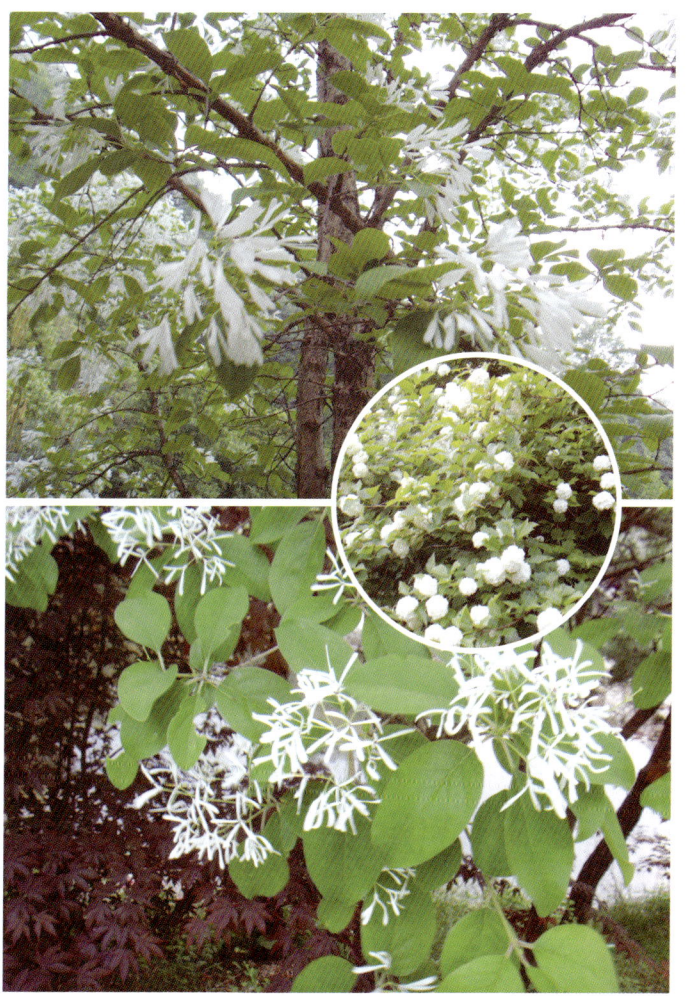

누리장나무

누리장나무는 햇볕이 잘 드는 산이나 들에 자란다. 갈잎떨기나무로 높이 2~3m 정도이고, 잎은 끝이 뾰족하고 마주 나고, 뒷면에 털이 있다. 잎이나 줄기를 자르면 고약한 냄새가 나고, 나무 껍질은 회색이다. 꽃은 8~9월에 햇가지 끝에 흰색으로 피고, 열매는 10월에 둥글고 진한 남색의 열매가 여문다.

✚ 관절염에 좋다

누리장나무는 잎, 줄기, 잔가지, 뿌리, 열매를 약용으로 쓴다. 잎은 꽃이 피기 전에 채취하고, 열매는 가을에 채취한다. 뿌리는 통째로 말려 잘게 썰어 사용한다. 누리장나무에는 탄닌(tannin) 성분이 있어 떫은맛이 있고 생잎은 누린내가 많이 나기 때문에 감초를 몇 조각 넣고 달이면 냄새가 해소된다. 누리장나무는 심장 기능을 강화시켜 주고, 혈관을 확장시키고 모세 혈관을 튼튼하게 하여 혈압을 저하시켜 주기 때문에 고혈압과 동맥경화에 쓰고, 근육 마비를 풀어주고 염증을 해소시켜 주기 때문에 류머티즘 관절염, 반신불수, 근육통에 좋은 것으로 알려져 있다.

한방에서 한약명으로 잎을 취오동, 꽃은 취오동화, 과실은 취오동자로 부른다. 이뇨 작용, 신경통 치료, 건위, 통풍에 다른 약재와 처방한다.

민간에서 어린잎을 살짝 데쳐 찬물로 누린내를 우려낸 후 나물로 먹었고, 청자색 열매를 따서 천연염료로 쓰고, 통풍에는 잎으로 생즙을 내어 먹었다.

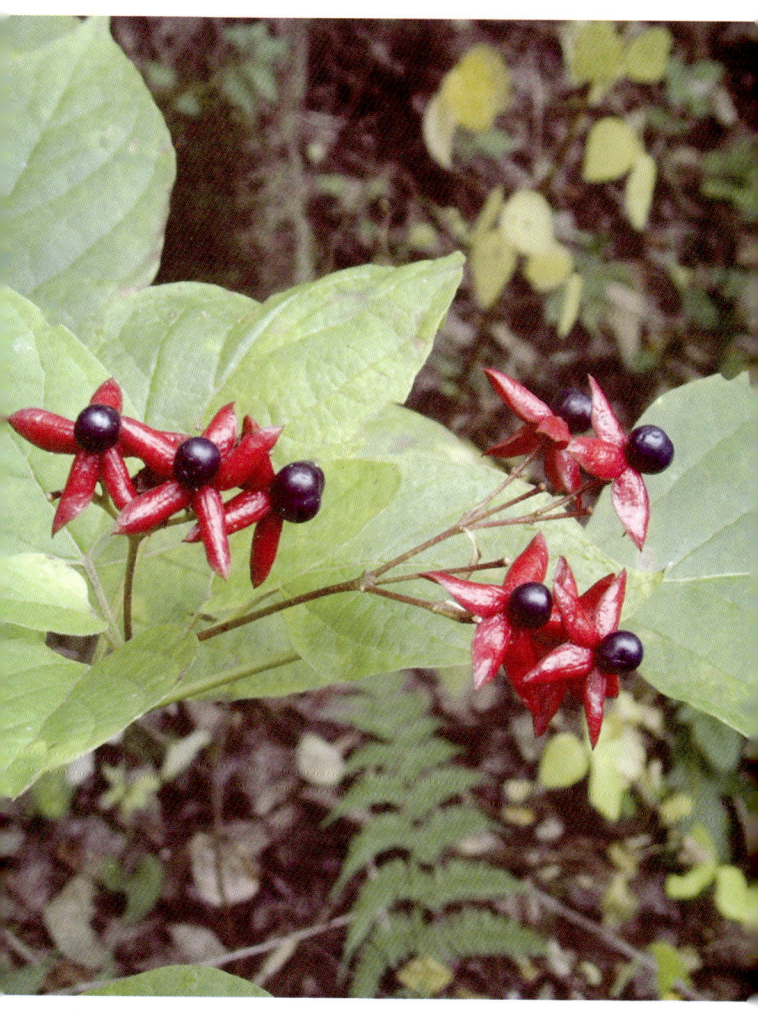

목련

목련의 원산지는 중국이고, 정원이나 공원에 심는다. 갈잎큰키나무로 높이는 8m 정도이고, 잎은 넓은 타원형이고 어긋나고, 줄기는 연한 잿빛이고 가지가 많이 갈라진다. 약용, 정원수, 공원수로 쓴다. 낙엽성 교목으로 약 10m 정도 까지 자라고, 4월에 유백색으로 꽃이 피고, 가을에 적색으로 여문다.

✚비염에 효험

목련은 약성은 약간 맵다. 전통의서에서 콧병에는 신이가 아니면 소용이 없다고 할 정도로 귀한 약재로 알려져 있다. 개화 직전의 꽃봉오리를 신이라 하며 1일 2~5g을 달여서 만성비염, 축농증, 두통에 쓴다.

최근 중국에서는 비염 환자 100명을 대상으로 임상 실험한 결과 비염에 효험이 있는 것으로 밝혀졌다. 목련의 수피와 나무껍질 속에는 사리시보린의 유독 성분이 있기 때문에 주의를 요하고 반드시 한의사의 처방을 따라야 한다.

한방에서 약으로 쓸 때는 '신이'로 부른다. 신이는 비염에 쓰고, 목련의 종자, 뿌리, 나무껍질은 가려움증, 멀미 등에 다른 약재와 처방한다.

민간에서 봄에 꽃봉오리나 활짝 핀 꽃을 따 차나 효소로 먹는다.

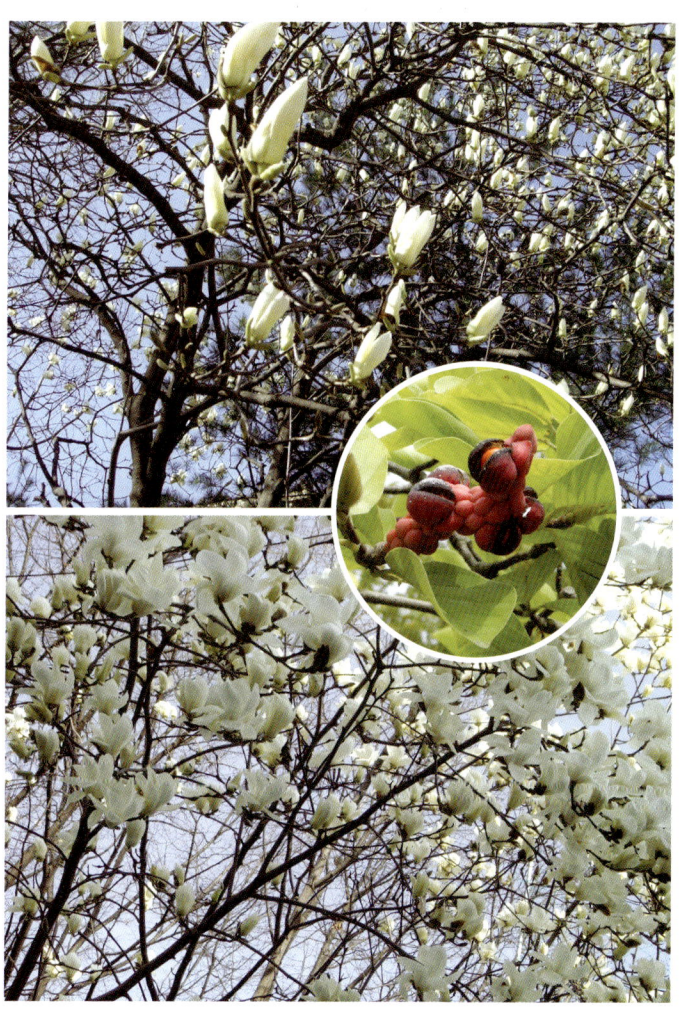

나무의 한방 약효비방 | 161

등나무

등나무는 공원이나 학교에 심는다. 갈잎덩굴나무로 길이 10~15m 정도이고, 잎은 어긋 나고 작은 잎이 11~20개 달린다. 꽃은 5월에 잎과 함께 나비 모양의 연한 보라색 또는 흰색으로 포도송이처럼 피고, 열매는 9~10월에 부드러운 털로 덮힌 갈색 꼬투리로 여문다.

향이 좋다

신록이 왕성한 5월에 연보라색 꽃송이가 포도송이처럼 주렁주렁 매달고 등꽃이 피어 있는 모습은 아름답기 때문에 정원수로서 한여름 도심에서 좋은 휴식처를 제공한다. 등나무의 등이라는 한자는 위로 감고 올라가는 상형문자이다. 5월에 연보라색의 등꽃은 연인의 발걸음을 멈추게 할 정도로 아름답지만 친친 휘감고 올라가는 특성 때문에 연인이 같이 있으면 좋지 않다는 속설이 있다.

『고려도경』에서 '고려의 종이는 때로는 등나무 섬유로 만들었다' 고 했고, 예로부터 등나무 지팡이는 신선이 짚고 다녔다고 해서 최상급으로 보았으며, 덩굴로 바구니를 만들고, 나무껍질로 새끼를 꼬거나 키를 만들어 썼다. 등나무 덩굴은 섬유가 강해 의자나 농이나 가구의 결합물로 쓰이고 밧줄로 사용하기도 한다. 소쿠리 등 토산품을 만들기도 한다.

피부병에 좋다

등나무 어린잎에는 배당체이누 위스타린(wistarin)을 함유하여 유독하나 독을 우려내고 소량은 데쳐서 식용할 수 있고 배앓이에 쓴다. 최근 일본

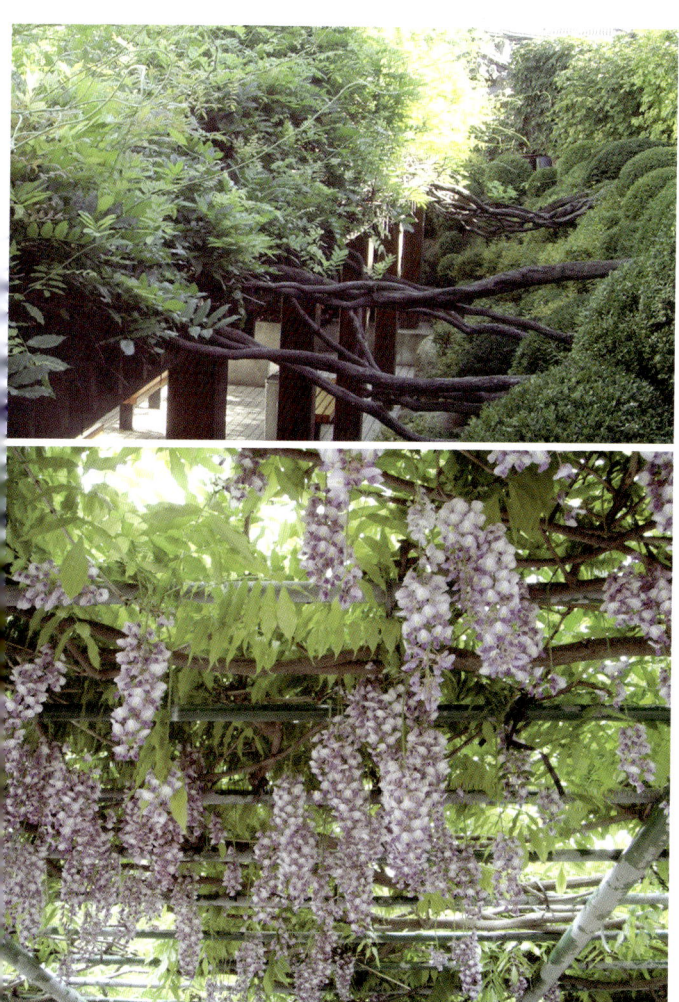

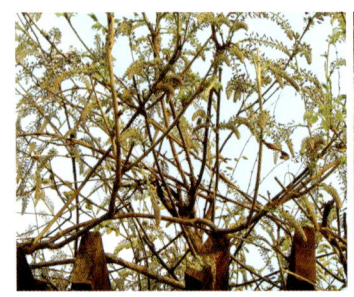
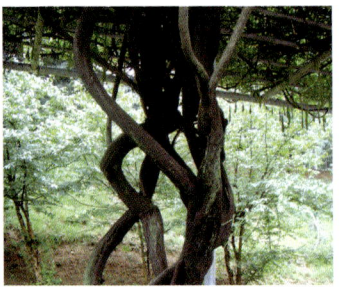

에서는 등나무 뿌리의 혹에서 암을 치료하는 약을 연구개발 중에 있다. 등나무 뿌리는 이뇨제로 쓰고, 줄기의 혹을 종기나 위암 치료에 쓴다.

경북 월성군 견곡면 오유리 등나무 4그루는 천연기념물 제89호로 지정하여 보호를 하고 있다. 신라 때 오유리는 용림으로 등나무가 서 있는 곳이 못이었다고 한다. 이 등나무 꽃을 말려서 신혼부부의 베개에 넣어 두면 부부의 금실이 좋아진다는 전설이 전하고 있다. 1966년 1월 13일 천연기념물 제176호로 지정하여 보호되고 있는 부산 범어사의 뒷산인 금정산 등운곡에는 수많은 등나무가 자생하여 등꽃이 필 무렵에는 등나무 꽃송이로 꽃터널을 이룬다.

한방에서 등나무 뿌리를 달여 이뇨제 · 부종 · 근골통증 치료제 · 피부병의 일종인 부스럼에 다른 약재와 처방한다.
민간에서 등나무의 어린잎이나 꽃을 무쳐 먹었고, 종자는 볶아서 먹었고, 등나무 꽃을 가지고 음식을 만든 나물인 등화채를 만들어 먹었다.

으름덩굴

으름덩굴은 깊은 산기슭이나 골짜기에서 자란다. 갈잎덩굴나무로 길이 6~8m 정도이고, 잎은 반질반질하고 가장자리는 밋밋하고, 작은 잎이 5~8개 모여 손바닥 모양을 이루고, 줄기는 다른 나무를 감고 올라간다. 꽃은 4~5월에 잎겨드랑이에서 나온 꽃대 끝에 자주색 또는 흰색으로 피고, 열매는 9~10월에 타원형으로 여물고 익으면 벌어져 속살이 나온다. 씨는 검고 둥글다.

당뇨에 좋다

으름은 식용, 약용, 관상용, 공업용으로 가치가 높다. 으름은 덩굴, 열매, 어린잎을 약재로 쓴다. 으름은 기혈을 소통시키고 12경맥을 통하게 하는 약재로 쓴다. 으름은 혈맥을 잘 통하게 하기 때문에 마비동통에 쓴다. 염증과 종기를 제거하고 신장을 개선하기 때문에 방광염·신우신염·요도염 등에 사용하고 복수가 차는 증상, 월경이 불규칙한 여성이 먹으면 좋고, 산모가 모유가 부족하여 유선염으로 고생할 때 으름을 먹으면 좋은 것으로 알려져 있다.

『동의보감』에서 으름을 "목통이리 하고, 산 중에 나는 덩굴에서 큰 가지가 생기며 마디마디 2~3개의 가지가 생기고 끝에 다섯 개의 잎이 달리고, 결실기에 작은 목과가 달리고, 열매 속에는 검은 씨와 흰색의 핵은 연복자로 먹으면 단맛이 난다"고 기록하고 있다. 염증과 종기를 제거하고 신장을 개선하기 때문에 방광염·신우신염·요도염 등에 사용하고 복수가 차

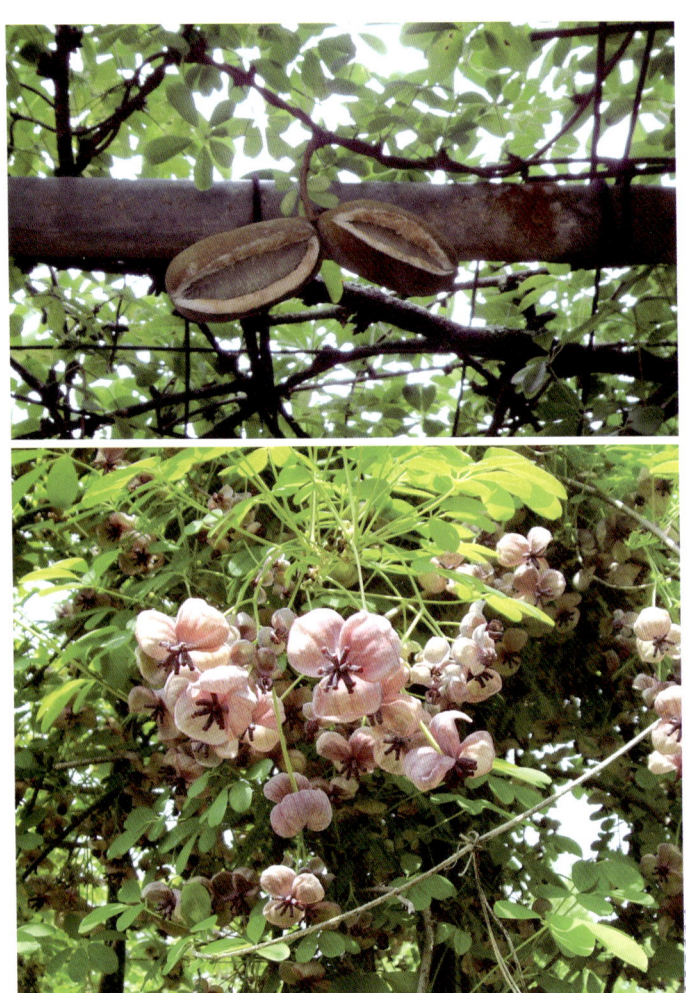

는 증상, 월경이 불규칙한 여성이 먹으면 좋고, 산모가 모유가 부족하여 유선염으로 고생할 때 으름을 먹으면 좋은 것으로 알려져 있다.

으름의 줄기와 뿌리를 건조하여 수종에 달여 먹었고, 덩굴을 말린 것은 이뇨와 신장에 좋은 것으로 알려져 있으며 주로 줄기와 뿌리를 이뇨와 소통에 쓴다. 으름의 열매는 혈당을 내려 주기 때문에 당뇨에 좋고, 신경통과 관절염으로 고생을 하는 사람은 으름덩굴 50g을 끓여 수시로 마시면 효과를 볼 수 있다.
신장과 방광의 기능이 떨어져 소변을 시원하게 보지 못하는 사람에게도 좋다. 신장 기능이 약해서 배뇨 곤란과 몸이 자주 붓는 사람은 물 500c에 목통 10g을 넣어 끓여 반으로 줄면 차처럼 마시면 좋아진다. 으름 열매는 여러 종류의 진균 발육을 억제시켜 주고, 스트레스로 인한 화병ㆍ울화병ㆍ우울증에 심화를 내려 주기 때문에 가슴 속에 답답한 증상에 좋은 것으로 알려져 있다.

한방에서 으름의 열매 생약명은 목통으로 부른다. 이뇨제나 진통제로 쓴다. 주로 동경ㆍ소염ㆍ소변 불리ㆍ이뇨제ㆍ진통제ㆍ신장염ㆍ부종ㆍ수종ㆍ구갈증ㆍ요도염ㆍ진통ㆍ관절염ㆍ신경통에 다른 약재와 처방한다.
민간에서 어린순은 나물로 무쳐 먹었고, 어린잎은 말려서 차로 달여 먹었고, 열매는 맛이 달고 씨가 들어 있어 식용으로 먹는다. 덩굴은 삶아서 눈병을 치료하였고, 산모의 유즙 분비가 부족할 때 잎을 달여서 먹었다.

담쟁이덩굴

담쟁이 덩굴은 담이나 바위, 나무에 붙어 자란다. 갈잎덩굴나무로 길이는 8~10m 정도이고, 잎은 어긋나고, 가장자리는 불규칙한 톱니가 있고, 덩굴손이 잎과 마주 난다. 꽃은 6~7월에 가지 끝에 황록색으로 모여 피고, 열매는 8~10월에 포도알처럼 열매가 여문다.

✚ 류머티즘에 좋아

일본에서는 담쟁이 덩굴 줄기에서 나오는 즙액은 감미료의 재료로 쓴다. 관절염으로 통증이나 이뇨 작용이 있어 요로감염증이나 신우신염에 쓰고, 혈압을 내려 주는 효능이 있어 혈압 강하 작용에 쓴다. 담쟁이 덩굴은 류머티즘 관절염에 30~60g을 전탕하여 복용하면 좋고 산후 어혈, 어혈 복통을 제거하고, 관절과 근육의 통증에 좋은 것으로 알려져 있다.

한방에서 잎을 지면, 뿌리와 줄기를 말린 것을 지금으로 부른다. 뿌리를 활혈, 복중유괴, 산후출혈, 골절동통, 편두통, 지혈, 백대하 등에 효능이 있다. 주로 활혈·거풍·지통에 효능이 있고, 산후혈어·적백대하·풍습근골동통·편두통에 다른 약재와 처방한다.

민간에서 뿌리를 산후 출혈을 비롯한 각종 출혈이나 골절로 인한 통증과 잦은 편두통과 대하증에 쓰고, 뱀에 물렸을 때 외용으로 환부에 짓찧어 붙인다.

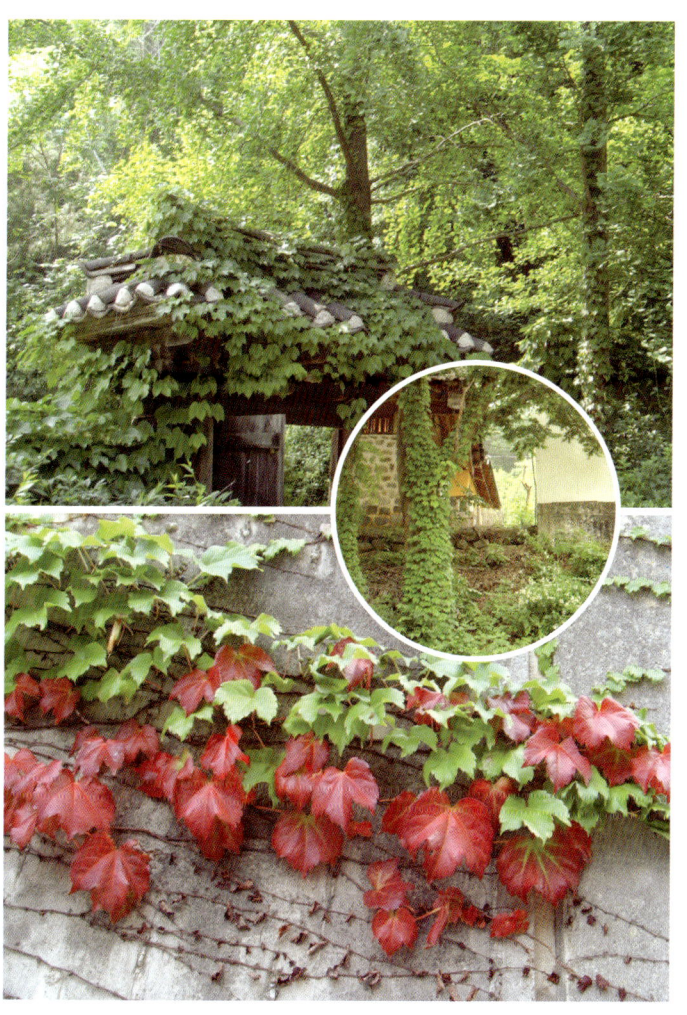

나무의 한방 약효비방

해당화

해당화는 바닷가 모래땅에서 자란다. 갈잎떨기나무로 높이는 1~1.5m 정도이고, 잎은 어긋나고, 가장자리는 톱니 모양이다. 줄기에 가시 같은 털이 많다. 꽃은 5~7월에 가지 끝에 1~3송이씩 붉은색 · 노란색 · 흰색으로 피고, 열매는 9월에 붉은색의 장과가 여문다.

✚담즙 분비를 촉진

해당화는 약용, 공업용, 관상용으로 가치가 높다. 꽃은 방향성이 높아서 간장과 위장 기능의 감퇴로 인한 흉복부의 아픈 증상을 쓰고, 여성의 생리 불순이나 생리 전에 유방이 붓고 아픈 증상에 쓰고, 타박상이나 어혈을 풀어주는 데 쓴다.

해당화 꽃봉오리는 포도당, 몰식자산 등을 함유하고 있고, 수렴 효과가 뛰어나 월경과다, 장염, 설사멈춤 등에 약용으로 쓰고, 열매는 단맛이 있고 비타민 C가 다양으로 함유되어 있다. 약리 실험에서 담즙 분비 촉진 작용을 하고, 혈당을 강하하는 것으로 밝혀졌다.

한방에서 생약명은 꽃을 매괴화, 뿌리를 매괴화근으로 부른다. 주로 뿌리를 치통 · 관절염 · 당뇨병 등에 다른 약재와 처방한다.

민간에서 꽃봉오리를 매괴차로 마셨고 열매로 과실주를 만들어 먹었고 뿌리는 염료로 쓴다.

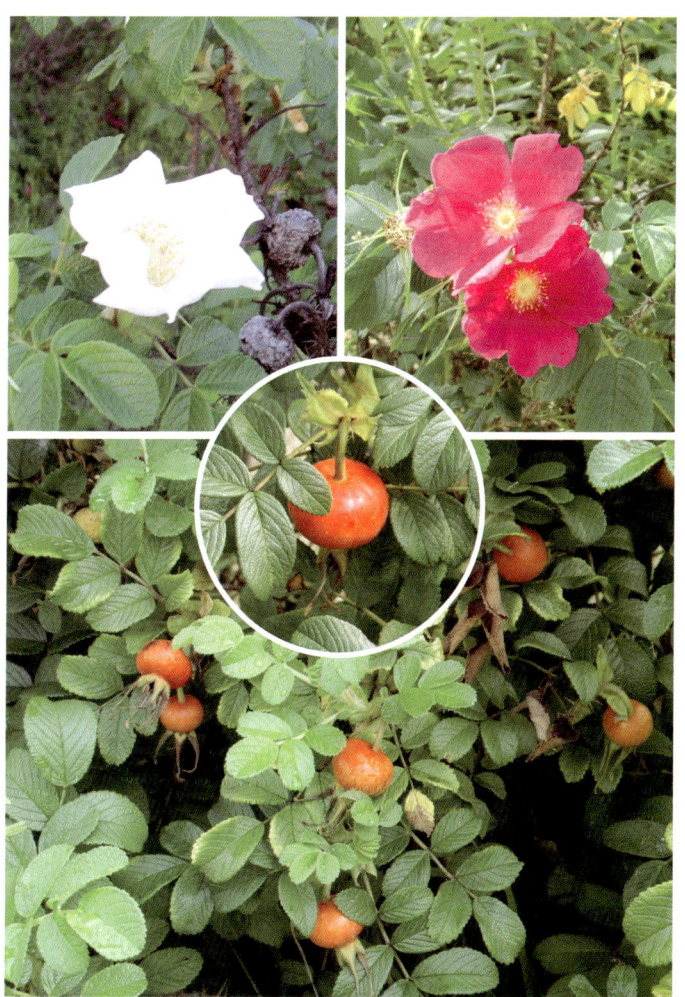

사철나무

사철나무는 늘푸른떨기나무로 높이는 3~6m 정도이고, 잎은 두텁고 반질반질하고, 긴 타원형의 잎이 마주 나고, 가장자리는 둔한 톱니 모양이다. 꽃은 6~7월에 잎겨드랑이에서 늘어진 꽃대에 모여 녹색으로 피고, 열매는 10월에 둥근 공 모양의 붉은색으로 여문다.

✚ 원기 회복에 좋아

사철나무는 잎이 둥글고 두터우며, 짙은 연둣빛 윤기가 있어 반들반들한 것이 특징이고, 빨간 열매는 마치 아름다운 꽃을 보는 듯한 느낌을 준다. 사철나무는 잎 무늬가 아름답고 가을에 맺는 빨간 열매의 매력 덕분에 꽃꽂이 재료로도 사랑을 받는다. 목재는 인장강도가 높아 실내장식재, 판목, 가구재, 조각, 세공재 등으로 쓴다. 내피는 섬유가 질기므로 밧줄로 꼬아서 사용한다. 사철나무는 남해안과 제주도에서 자생하지만, 전북 진안 마이산에는 1900년 초 이갑룡 처사가 세운 신비의 탑사와 천연기념물 380호인 줄사철나무 군락이 있다.

한방에서 줄기 껍질을 화두충, 뿌리를 조경초라고 부른다. 두충의 대용 보양약으로 쓴다. 주로 원기 부족·고혈압·생리통·월경 불순에 다른 약재와 처방한다.

민간에서 기력을 회복하고자 할 때 잎이나 줄기 껍질을 벗겨 말려서 달여 먹었고, 신경통이나 관절통에 뿌리를 달여 먹었다.

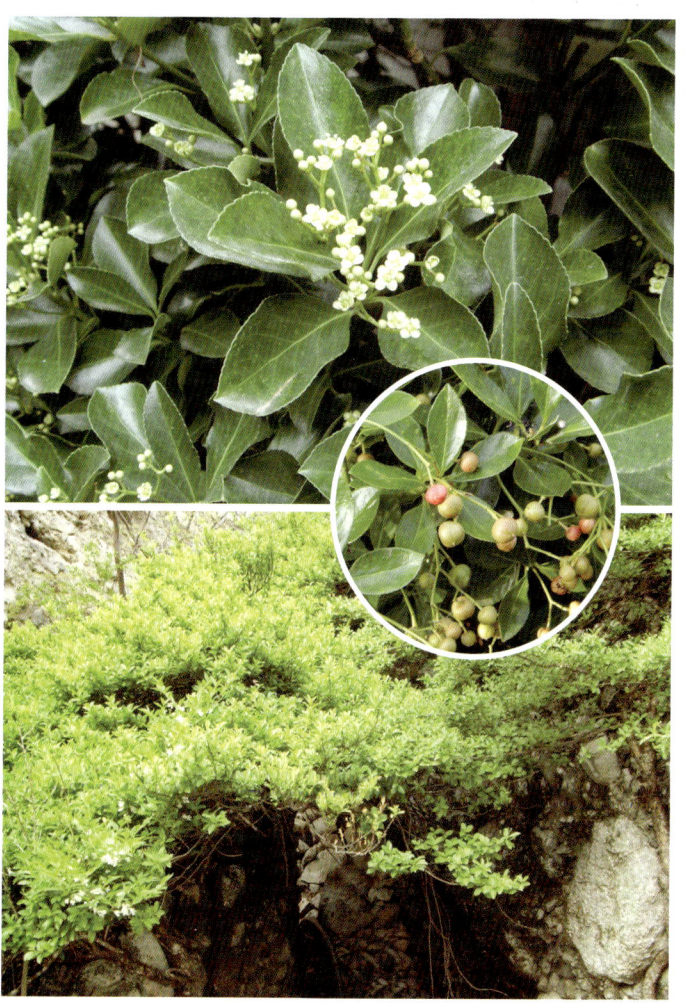

엄나무

엄나무는 우리나라 전 지역 산기슭 중턱에서 자란다. 갈잎떨기나무로 높이 3~4m 정도이고, 잎은 어긋나고 잎자루와 작은 잎에 가시가 있고, 줄기에는 억센 가시가 있다. 꽃은 7~9월에 가지 끝에 자잘한 흰색으로 피고, 열매는 10월에 작고 둥글게 검은색으로 핵과가 여문다.

✚ 신경통에 좋다

식물의 형태가 인체의 부위와 상응한다는 것을 전제로 보면, 꽃은 얼굴, 잎과 껍질은 피부, 열매는 체액, 줄기는 인체의 근육과 골격, 뿌리는 오장 육부에 비유할 수 있다. 가시가 있는 나무는 꾸지뽕나무, 산초나무, 아카시나무, 유자나무, 보리수나무, 오갈피나무 등이 있는데 가시는 찌르는 성질이 있기 때문에 기혈을 소통시키고 통증을 해소시켜 주고, 파이프형인 줄기는 혈액 순환과 기를 소통시켜 주고, 잎이나 열매는 변조된 생체를 복원하고 부족한 정기를 채워 주는 것으로 볼 수 있다.

엄나무는 버릴 게 없는 나무로 사람에게 유익을 주는 나무로 알려져 있다. 최근 신경통과 관절염에 좋다 하여 수난을 당하고 있다. 최근에 약리 실험에서 엄나무는 중추신경을 진정시키는 작용이 있는 것으로 밝혀졌다. 엄나무는 음나무, 개두릅나무, 당음나무, 당엄나무, 엄개나무, 멍구나무, 엄목 등으로 부르기도 한다. 엄나무는 그늘에서 잘 자라면서 햇빛을 좋아하고, 산야의 깊은 숲속에서 잘 자라고, 뿌리를 제외하고 빈틈없이 가시로 덮여 있다가 성장하면서 가시는 떨어져 나간다. 엄나무는 독특한

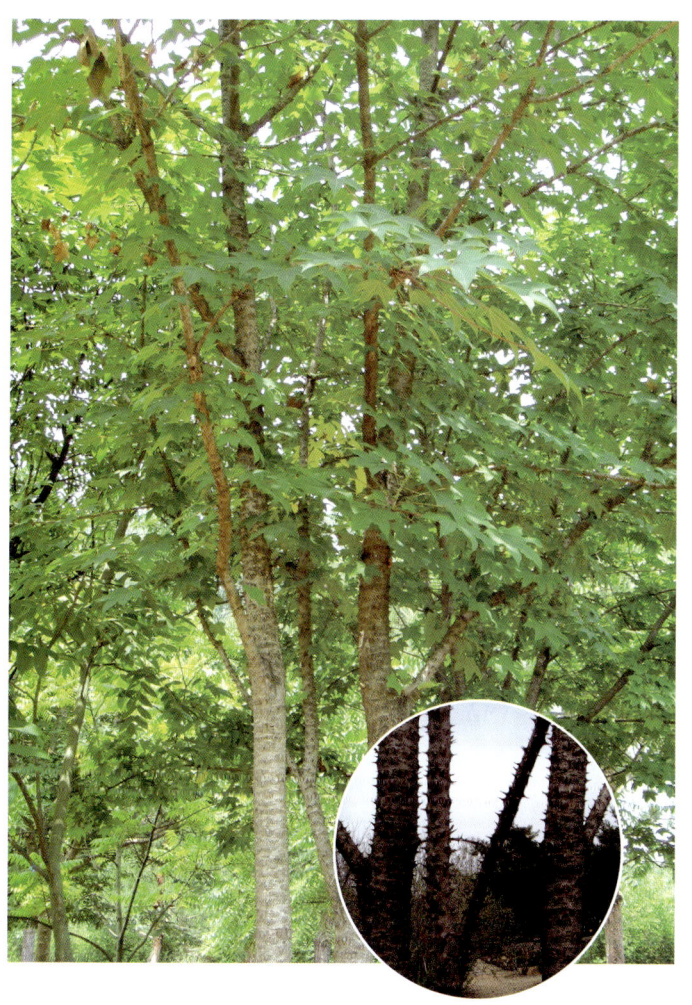

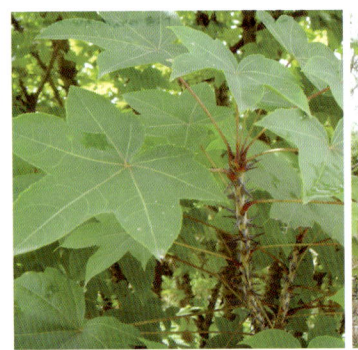
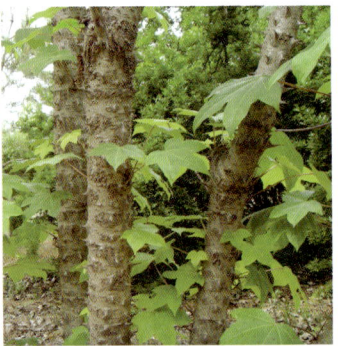

향이 있어 봄철에 입맛을 돋우게 하는 데 그만이다. 미식가에 의하면 두릅보다도 상품으로 쳐준다. 봄에 채취한 연한 새순을 뜨거운 물에 살짝 데쳐서 초고추장에 찍어 먹으면 맛이 일품이다. 강릉시에서는 해마다 엄나무 순이 나는 4월에 개두릅 축제를 한다.

한방에서 엄나무 껍질을 해동피로 부른다. 여름철에 껍질을 채취하여 겉껍질을 긁어내 버리고 하얀 속껍질을 음지에서 말려서 잘게 썰어서 쓴다. 주로 신경통과 거담제의 약재로 쓰고, 기침·가래·중풍·악창·마비 증세·강장·해열·구내염·관절염·요통·신장병·당뇨병·원기 회복에 다른 약재와 처방한다.

민간에서 초봄에 어린 새순을 채취하여 쌈이나 나물로 무쳐 먹었고, 잎은 그늘에 말려서 차로 먹었고, 가시가 있는 나뭇가지는 닭과 함께 가마솥에 넣고 삶아서 먹었다.

옻나무

옻나무의 원산지는 중국이고, 산기슭이나 햇볕이 잘들고 바람이 잘 통하고 기름진 땅에서 잘 자란다. 갈잎큰키나무로 높이는 3~8m 정도이고, 잎은 어긋나고 뒷면에 털이 많고, 작은잎이 8~13개 달린다. 꽃은 5~6월에 잎겨드랑이에 모여 밑을 향해 녹색으로 피고, 열매는 9~10월에 둥글 납작한 열매가 여문다.

어혈에 좋다

야생 초식동물인 노루, 사슴, 사향노루, 염소 등은 여름까지는 옻순을 뜯어 먹고 겨울에는 옻나무 껍질을 벗겨 먹는다. 옻순을 좋아하여 쫓아내도 다시 와서 옻순을 먹기 위하여 주위에서 사는 것으로 알려져 있다. 산에서 내려오는 구전심수에 의하면 염소는 99가지를 먹을 정도로 무엇이든지 잘 먹지만, 특히 옻순을 제일 좋아한다.

옻나무에 함유되어 있는 옻진은 방부제이고, 항균 작용과 살충 작용이 있어 몸 속에 있는 어혈을 풀어주고 종양과 암세포를 억제하는 것으로 밝혀졌다. 우리 선조들은 옻껍질을 닭에 넣고 고아서 먹었다. 옻독을 중화하기 위하여 닭, 오리, 토끼 등을 같이 쓴다. 옻나무 수지는 4~5월경에, 잎은 여름에, 껍질은 수시로 채취하여 말려서 약재로 쓴다.

『본초강목』에서 "옻나무는 어혈을 풀고 월경을 잘 나오게 한다"고 했고, 전통 의서에서 "옻의 성미는 맵고 따뜻하여 독이 있다. 근육과 뼈를 강하게 하고 오장을 좋게 하고, 몸 속의 벌레를 죽이고 어혈을 풀어주고, 여자

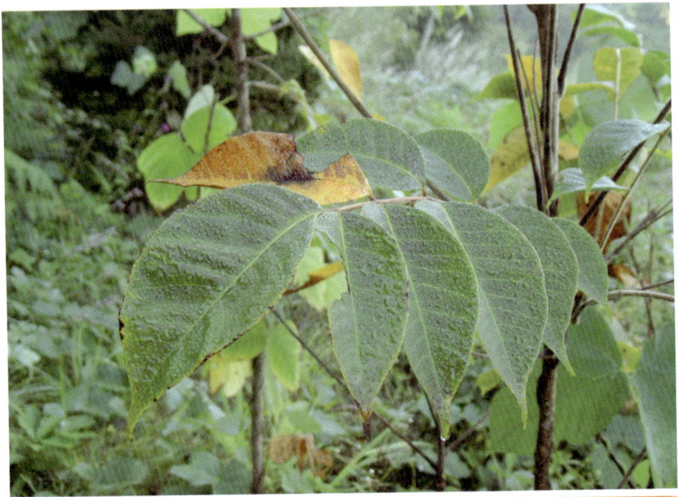

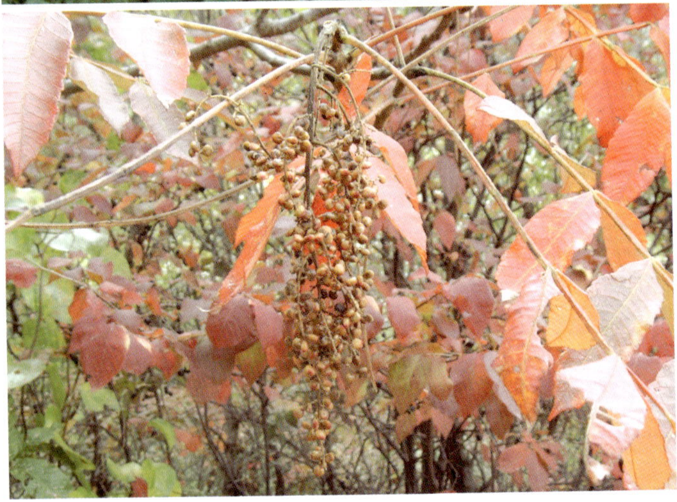

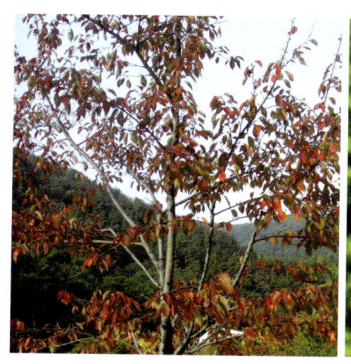
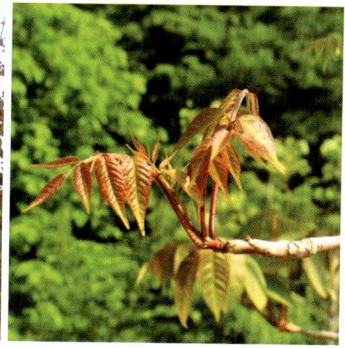

의 월경을 잘 통하게 하지만, 임산부나 허약한 사람에게 쓰지 않는다"고 했다. 옻이 올랐을 때 민간에서는 애기똥풀의 전초를 짓찧어서 즙을 환부에 발랐고, 버드나무에는 옻독을 해독하는 성분이 있어 수양버들의 잎이나 줄기를 짓찧어 환부에 발랐다. 생업과 가업으로 옻을 다루는 사람에게는 면역력이 있어 옻이 오르지 않는다. 옻을 예방할 때는 어린 잎을 따서 계란노른자위를 풀어서 먹든가, 아니면 병원에서 옻을 타지 않는 주사를 맞고 먹으면 된다.

한방에서 옻나무 수지를 건칠, 입을 칠엽, 줄기 껍질 또는 뿌리를 칠수피로 부른다. 건칠은 파어, 소적에 효능이 있고, 어혈에 쓰고, 칠수피는 접골에 쓰고, 칠엽은 외상 출혈이나 창상에 다른 약재와 처방한다.

민간에서 닭에 옻을 넣어 먹었고, 목기나 기구에 옻으로 칠을 했고, 옻 잎을 이른 봄에 새순의 독을 우려내고 나물로 무쳐 먹었다.

산사나무

산사나무는 산기슭이나 공원에 심는다. 갈잎큰키나무로 높이는 3~6m 정도이고, 잎은 반질반질하고 가장자리는 불규칙한 톱니 모양이고, 어린 가지에 잔털이 많고, 가지에 가시가 있다. 꽃은 5~6월에 가지 끝에 6~8송이씩 흰색으로 피고, 열매는 9~10월에 둥글고 반질반질하게 백색 반점이 있는 붉은색으로 여문다.

✚ 산화 방지와 노화 방지의 유용 성분 함유

『본초강목』에서 '식적을 치료하고 음식을 소화시킨다'고 했고, 『물류상감지』에서 '늙은 닭을 삶을 때 산사나무 열매 몇 알을 넣으면 질긴 살이 잘 무른다'고 기록되어 있는 것을 볼 때 소화를 촉진하고 질기고 단단한 것을 무르고 부드럽게 하는 특징이 있음을 알 수 있다. 때문에 육류를 재워 하루 정도만 지나도 육질이 부드러워져 고기 전문 음식점에서 활용하면 좋다. 『동의보감』에서 "식적을 삭히고 오랜 체기를 풀어주며 기가 몰린 것을 잘 돌아가게 한다. 적괴, 담괴, 혈괴를 삭이고 비를 튼튼하게 한다. 가슴을 시원하게 하고 이질을 치료하고 종창을 빨리 곪게 한다"고 했고, 『본초강목』에서 "산사의 맛은 감산하며, 장풍, 산후 아침통과 오로부진, 월경통 등에 쓴다"고 했다.

산사나무는 피를 맑게 하고 혈관을 확장시켜 주기 때문에 고지혈증이나 동맥 경화나 고혈압에 좋다. 또한 산사자는 백혈병에 효능이 있는 것으로 밝혀졌다. 산사나무 열매는 맛이 시고 달지만 독성이 없다. 산사나무 열

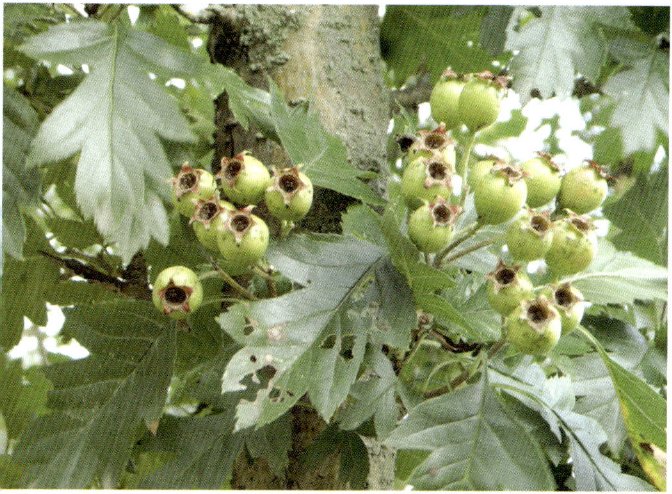

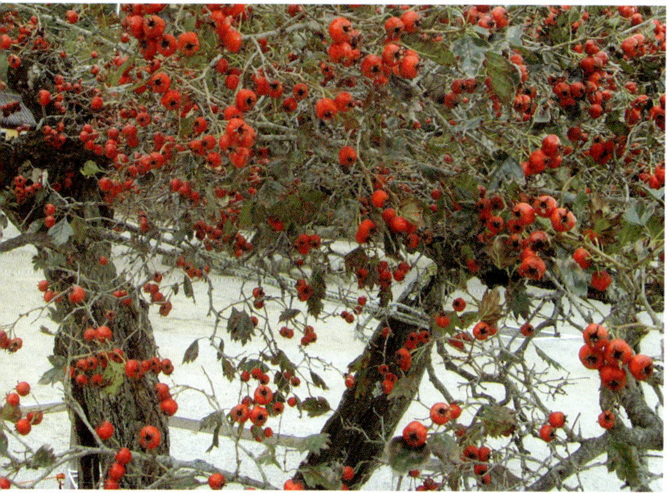

나무의 한방 약효비방 | 181

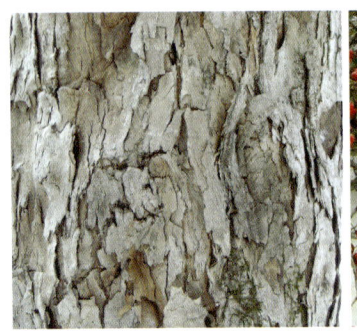 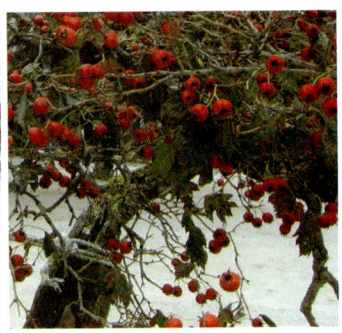

매는 비타민 C가 많이 함유되어 있다. 열매는 장의 운동을 활발하게 하기 때문에 음식을 먹고 체한 후에 좋고, 생선 중독에는 산사 열매를 해독제로 쓴다.

잎과 꽃은 혈액 순환을 좋게 하고, 콜레스테롤 수치를 떨어뜨리고 신경계통의 흥분 작용을 억제하고 심장기능을 강화시켜 준다.

우리나라 일부 지방에서는 산사나무 열매로 만든 산사죽, 산사탕, 산사병을 만들어 먹는다. 비위가 약한 사람은 복용에 주의해야 하고, 생것을 많이 먹으면 치아를 상하게 된다.

한방에서 산사나무 열매는 산사자로 부른다. 식적을 없애고 어혈을 풀어주는 효능이 있고, 소화 불량에 약효가 있어 소화건위제로 쓰고, 주로 건위 · 소화 · 지혈 · 식중독 · 요통 · 빈혈에 다른 약재와 처방한다.

민간에서 산사 열매는 위와 장의 기능을 도와 소화 흡수를 돕고 식중독이나 심장 쇠약에 쓰고, 또 산사주를 담가 먹고 차를 만들어 식용한다.

청미래덩굴

청미래 덩굴은 햇볕이 잘 드는 산기슭에서 자란다. 갈잎덩굴나무는 길이가 2~3m 정도이고, 잎이 어긋나고, 줄기에 갈고리 같은 가시가 있다. 꽃은 4~5월에 잎겨드랑이에 모여 녹색으로 피고, 열매는 9~10월에 붉은 장과가 지름 1cm 정도로 여문다.

해독에 좋다

청미래덩굴은 잎, 줄기, 열매, 뿌리를 약용으로 쓴다. 청미래 덩굴의 넓은 잎으로 담배를 끊을 수 있다. 잎을 여름에 채취하여 잎을 담배처럼 말아 불을 붙여 담배처럼 한두 달 정도 피우게 되면 금단 현상 없이 금연을 할 수 있다. 청미래 덩굴은 니코틴을 제거하는 해독 작용이 강하므로 금연을 하고자 하는 사람은 봄부터 가을까지 잎을 채취하여 1일 뿌리 10~20g을 복용하면 효과를 볼 수 있다. 청미래 덩굴 뿌리는 수은, 니코틴, 중금속, 농약, 화학 물질, 약물과 인스턴트 식품이나 환경호르몬에 노출된 사람은 청미래덩굴 잎을 차로 끓여 먹거나 뿌리 30~50g 정도를 달여 보름 정도를 상복하면 몸 속의 독이 빠지는 것을 느낄 수 있다.

『본초강목』에서 '매독 같은 성병이 유행하고 있는데 이때 토복령이 치료제로 쓰인다'고 기록하고 있다. 청미래덩굴은 매독, 임질, 태독, 악창 등에 좋다. 청미래 덩굴의 열매를 까맣게 태워서 참기름에 개어서 각종 피부병에 바르면 좋은 것으로 알려져 있어 어린아이의 태독이나 종기, 아토피 등의 환부에 바른다.

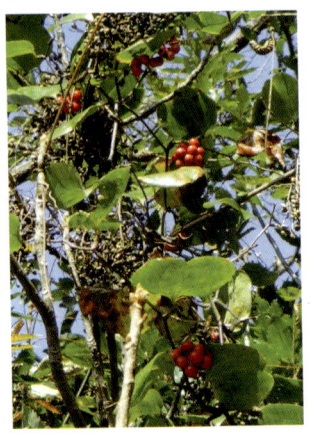

『항암본초』에서 청미래 덩굴을 달인 물이 암세포를 억제한다고 기록되어 있다. 중국에서 청미래덩굴이 암에 걸린 흰쥐의 종양을 억제하는 효과가 30~50%, 생명 연장률이 50%의 효과가 있다는 것을 동물실험을 통해 밝혔고, 약리 실험에서도 청미래 덩굴 뿌리에 함유되어 있는 사포닌의 성분이 피를 맑게 하고 몸 안의 독을 풀어 소변으로 잘 나가게 하는 것으로 밝혀졌다.

한방에서 뿌리를 토복령으로 부른다. 거풍습, 이소변, 소종에 효능이 있고, 관절동통·근육마비·설사·수종·나력·종독·치창·매독·태독·임질·발한·이뇨·지사·소화·하리·다소변·신경통에 다른 약재와 처방한다.

민간에서 청미래덩굴의 어린순을 나물로 무쳐 먹었고, 잎을 차로 달여 마셨고, 감기에는 뿌리를 얇게 썰어 두었다가 달여 먹었고, 잎을 짓찧어 화상에 붙였으며, 열매는 가을에 빨갛게 익기 전에 따서 말려 끓여 먹거나 환으로 만들어 먹었고, 뿌리는 술에 담가 먹거나 효소를 만들어 먹는다. 청미래 덩굴로 떡을 싸놓으면 방부와 살충 효과가 있어 쉽게 상하지 않는다. 떫은맛이 있어 오래 먹으면 변비가 생기니 주의를 요한다.

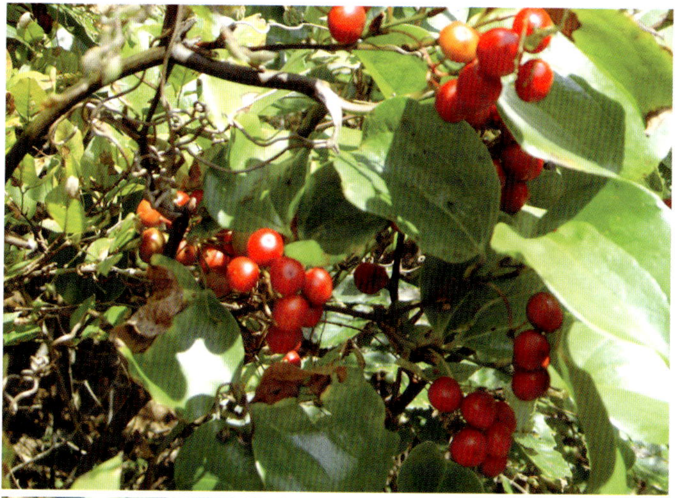

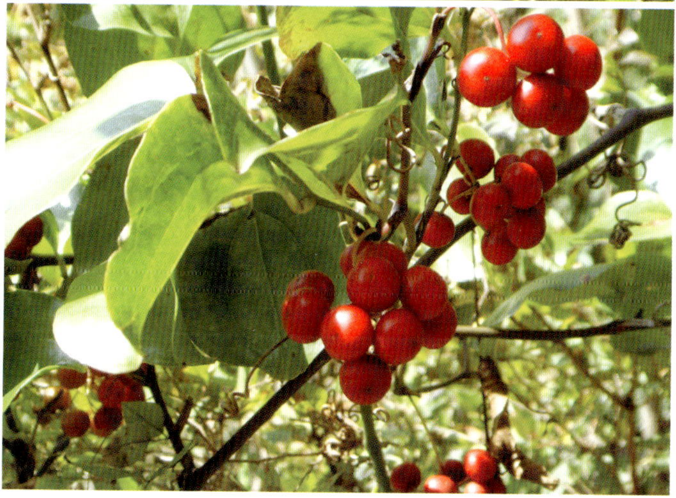

산초나무

산초나무는 햇볕이 잘 드는 산기슭에서 자란다. 갈잎떨기나무로 높이는 1~3m 정도이고, 잎은 어긋나고, 13~21개의 작은 잎이 달리고, 가장자리는 물결 같은 톱니 모양이다. 꽃은 7~8월에 가지 끝에서 녹색으로 피고, 열매는 9~10월에 둥글고 작고 빨간 열매가 뭉쳐서 달려 여물고 녹갈색의 열매 속에 검은색의 종자가 들어 있다.

✚ 해수 · 치통에 효험

산초는 식용, 약용, 공업용으로 가치가 높다. 산초의 열매, 나무 껍질, 뿌리껍질은 중풍 · 이뇨 · 통증 · 건위 · 변비 등에 효능이 있는 것으로 알려져 있다. 산초를 달여서 목욕탕에 넣어 사지슬통, 풍한습비를 다스리는 데 쓴다. 해수에 산초 열매로 기름을 짜서 먹었고, 산초 열매를 가루 내어 타박상 · 종기 · 염증이 있는 곳에 바른다.

잇몸에 염증이 있을 때 산초씨 껍질을 식초에 달여 바르거나 양치질을 하면 좋고, 『선만식물지』에 산초 뿌리를 태운 가루로 치질을 치료할 수 있다고 기록하고 있다. 산초나무의 열매, 잎, 껍질을 끓인 다음 짓찧어 즙을 환부에 바른다. 산초나무는 맵고 뜨거우며 약간의 독성이 있다.
살충 작용이 있어 회충을 구제하고, 산초 열매로 초로 반죽하여 환부인 종기 · 타박상 · 유선염 · 유방종기 등에 쓰고, 구토 · 소화불량 · 설사 · 치통 · 배앓이 등에 쓴다.

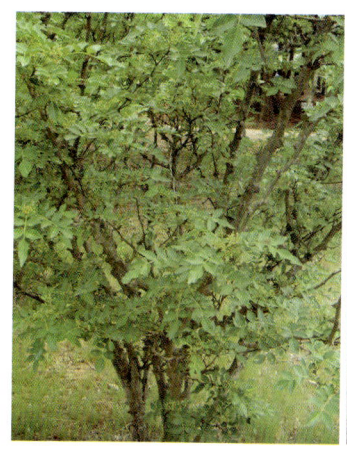
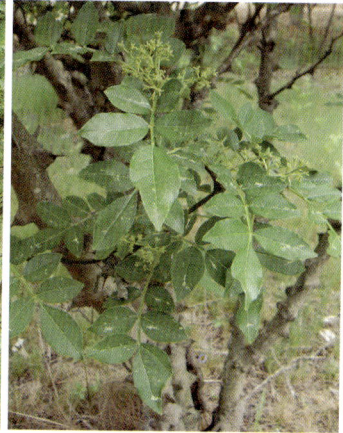

산초의 열매나 잎에는 방부효과가 있어 장을 담가 넣으면 오랫동안 맛이 변하지 않는다. 밥맛을 잃을 때 산초 잎을 씹으면 독특한 향기가 뇌를 자극하여 식욕을 증진시켜 준다.

중국 음식에 오향장육은 산초, 회향, 계피, 정향, 진피를 말한다.

한방에서 열매 껍질을 산초라 부른다. 산초는 잦은 기침이나 해수나 회충의 구충제로 쓴다. 주로 산한·조습·장양·건위·이뇨에 다른 약재와 처방한다.

민간에서 옴과 버짐, 가려움증, 음낭습진 등에 달여서 환부를 세척하였고, 치통에는 산초 열매를 깨서 물거나 갈아 즙을 내서 입에 물었고, 장이 꼬이거나 처졌을 때는 산초나무에서 송진을 추출하여 한 스푼을 먹는다.

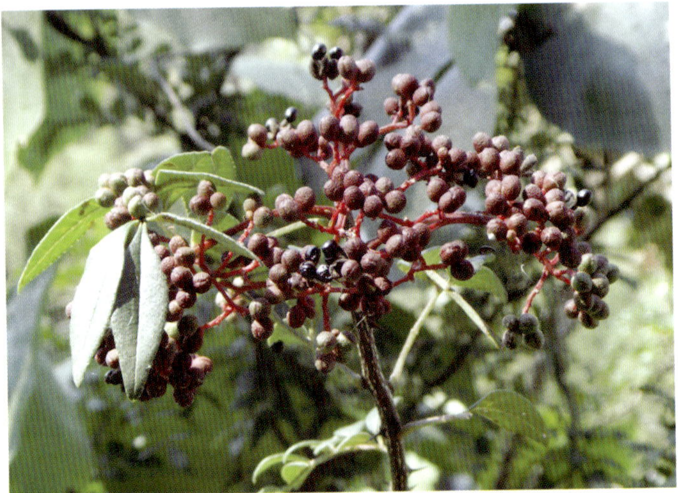

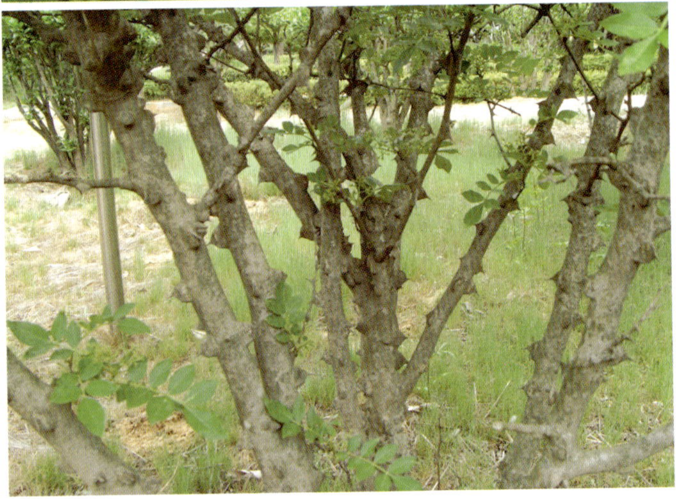

초피나무

초피나무는 산기슭의 양지에서 자란다. 갈잎떨기나무로 높이 2~3m 정도이고, 꽃은 5~6월에 잎겨드랑이에서 연한 황록색으로 피고, 열매는 9~10월에 적갈색의 둥글게 여물고 빛나는 까만 종자가 들어 있다.

⁺어독(魚毒)에 좋다

초피나무는 성질이 뜨거워 속을 따뜻하게 하고 기를 내려 주고 양기를 돕는다. 민물고기, 생선, 육류의 비린내를 제거하고 어독을 풀어주고 독특한 향이 입맛을 돋우어 준다.

초피나무는 잎, 열매, 씨앗, 줄기, 뿌리, 기름, 수액을 약재로 쓴다. 잎은 봄부터 가을까지 채취하여 말려서 가루를 내어 국이나 생선 조림에 넣어 먹었고, 열매는 가을에 빨갛게 익었을 때 채취하여 과피와 씨앗을 분리하거나 함께 가루를 내어 양념이나 환으로 만들어 먹을 수 있고, 열매는 소화작용을 돕고 산패작용이 있어 김치나 각종 요리에 넣어 신선한 맛을 낼 때 사용한다.

『동의보감』에서 초피나무 열매에 대해 '맛이 맵고 독성이 없다. 속을 따뜻하게 하고 피부에 죽은 살을 되살아나게 하다. 육부에 있는 한랭 기운을 없애고 성 기능을 높이며 음낭에서 땀나는 것을 멎게 한다'고 했고, 『본초강목』에서 '노채충과 고독을 낫게 하고 모든 기생충을 죽인다. 씨앗은 성질이 차고 맛은 쓰며 12가지 수종(부종)을 낫게 한다'고 기록 되어 있는 것을 볼 때 소변을 잘 나오게 하고 붓는 증상에 좋다.

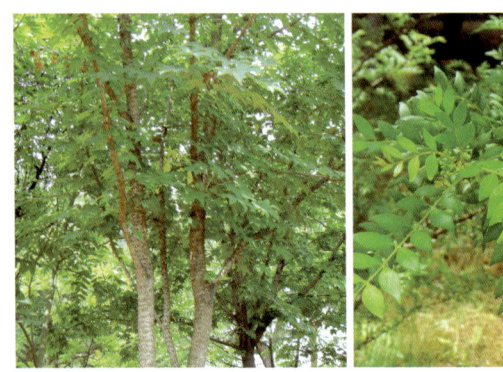
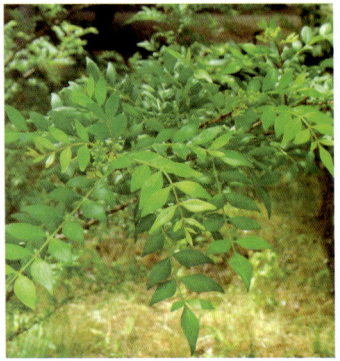

최근에는 초피나무는 항암 효과, 식중독 예방과 치료, 노화 방지에 효과가 있는 것으로 밝혀졌다. 초피나무의 열매로 기름을 짜서 조리 향미료로 쓴다. 껍질은 비위에 찬 것이 들어가서 복부가 냉하고 통증을 호소하는 설사에 쓴다. 초피나무의 수피와 잎, 열매를 분말로 만들어 향료나 약용으로 쓴다.

한방에서 열매 껍질을 화초 또는 천초로 부른다. 해어성독에 효능이 있고, 소화 불량, 위내정수, 심복 냉통, 구토, 음부소양증에 다른 약재와 처방한다.

민간에서 생선 독에 중독되었을 때 해독제로 썼고, 벌에 쏘이거나 뱀에 물렸을 때 잎과 열매를 비벼서 붙였고, 옻이 올랐을 때 잎을 달여 환부를 씻었고, 스트레스로 인해 머리털이 빠지거나 대머리 초기에 초피나무 잎을 짓찧어 발랐다. 잎과 열매를 소금에 비벼서 벌에 쏘인 곳에 붙였다.

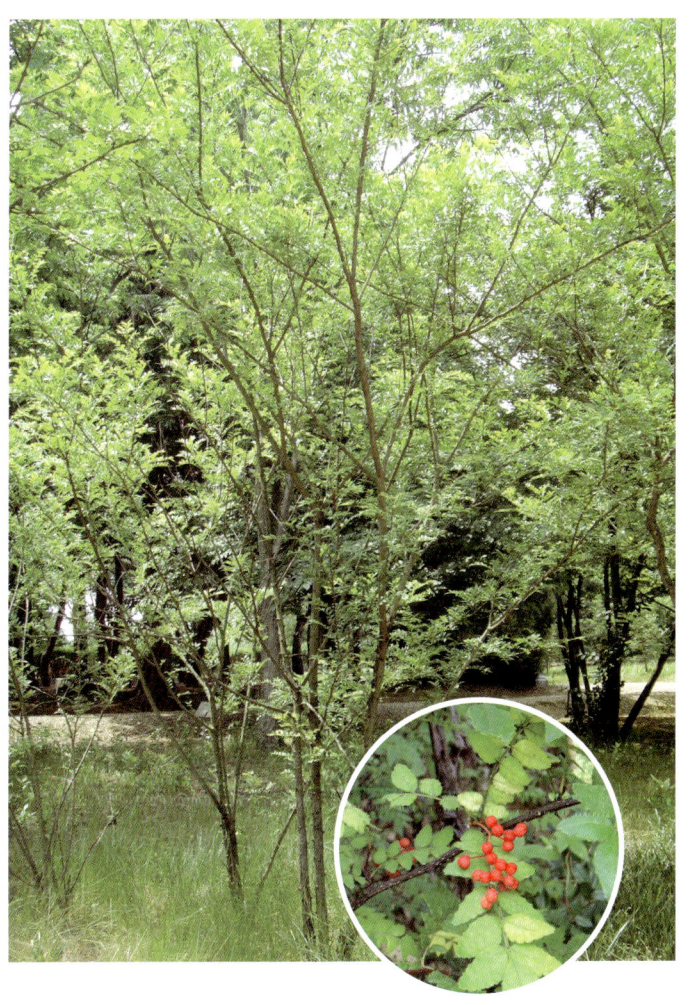

나무의 한방 약효비방 | 191

매발톱나무

매발톱나무의 원산지는 한국이고, 햇볕이 잘 드는 숲이나 공원에 심는다. 여러해살이풀로 높이는 50~100m 정도이고, 뿌리에서 나온 잎은 잎자루가 길다. 꽃은 6~7월에 가지 끝에서 밑을 향해 자줏빛을 띈 갈색으로 피고, 열매는 8~9월에 좁고 긴 왕관 모양으로 여문다.

매 발톱을 닮다

매발톱나무는 꽃받침의 가시가 돋아 매의 발톱처럼 날카롭게 생겨 붙여진 이름이다. 뾰족한 가시와 노란 꽃, 잎이 진 뒤에도 달리는 빨간 열매는 변화와 생동감을 줄 수 있어 조경용으로 좋고, 생울타리로 식재하면 차단과 미적 효과를 동시에 줄 수 있다. 매발톱나무는 전국 산 속의 양지바른 계곡이나 산 정상에서 자생하는 다년생 초본으로 높이는 약 50~100cm 정도까지 자라고 줄기는 곧게 서고 매끄럽다. 매발톱나무는 중용수로서 햇빛과 그늘에서 모두 잘 자라고 비옥한 사질양토에 알맞다. 대기 오염에는 약하고 옮겨 심기가 용이하다.

기혈(氣穴) 소통에 좋다

한방에서 식물체 전체를 누두채, 뿌리와 덩굴성 줄기를 소벽으로 부른다. 해열, 해독, 소화기병에 효능이 있고 주로 통경 · 활혈 · 월경 불순 · 부인병에 다른 약재와 처방한다.

민간에서 꽃은 기와 혈이 막혔을 때 쓰고, 잎과 줄기를 달여서 결막염 등의 세안제로 쓴다.

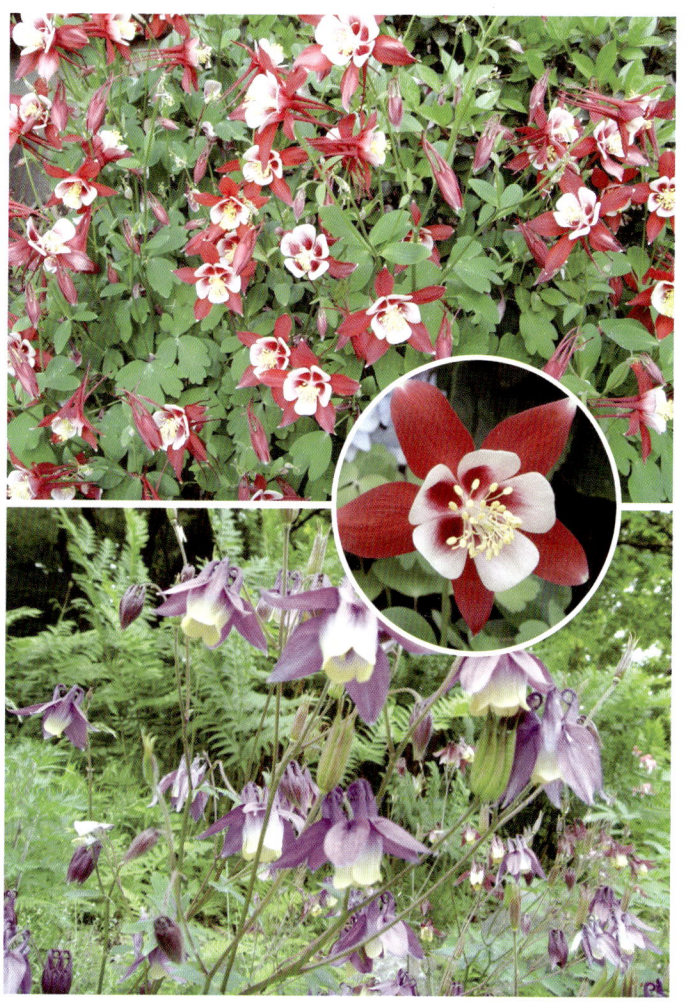

탱자나무

탱자나무의 원산지는 중국이고, 길가나 공원에 심는다. 갈잎떨기나무로 높이는 3~4m 정도이고, 잎자루에 날개가 있고, 잎은 어긋나고, 가장자리에 둔한 톱니가 있다. 가지에는 가시가 많다. 꽃은 4~5월에 잎보다 먼저 흰색으로 피고, 열매는 9~10월에 노랗고 둥글게 여문다.

✚ 위(胃)에 좋아

『동의보감』에서 탱자는 덜 익은 열매를 따서 말린 지실은 습진에 쓰고, 껍질만을 벗겨 말린 지각은 설사나 건위제로 쓴다. 주로 파기, 행담, 산결, 소적에 효능이 있고 식적, 구토, 흉격담체, 하리후중, 탈항, 자궁탈수에 쓴다. 최근 탱자의 에탄올 추출물은 여러 암세포의 성장을 억제하는 것으로 밝혀졌다.

<u>한방</u>에서 푸른 열매를 지실, 잘 익은 열매를 지각으로 부른다. 잎을 구귤엽이라 하는데 이기, 거풍, 소독, 산결에 효능이 있고, 아주 덜 익은 열매인 구귤엽은 소간 · 화위 · 이기 · 지통에 다른 약재와 처방한다.

<u>민간</u>에서 익은 열매를 가을에, 잎은 여름에 채취하여 말려서 약재로 쓴다. 습진이나 피부병이 있을 때 탱자 달인 물로 목욕을 했고, 소화 불량이나 설사를 할 때 노란 열매를 달여 먹었다.

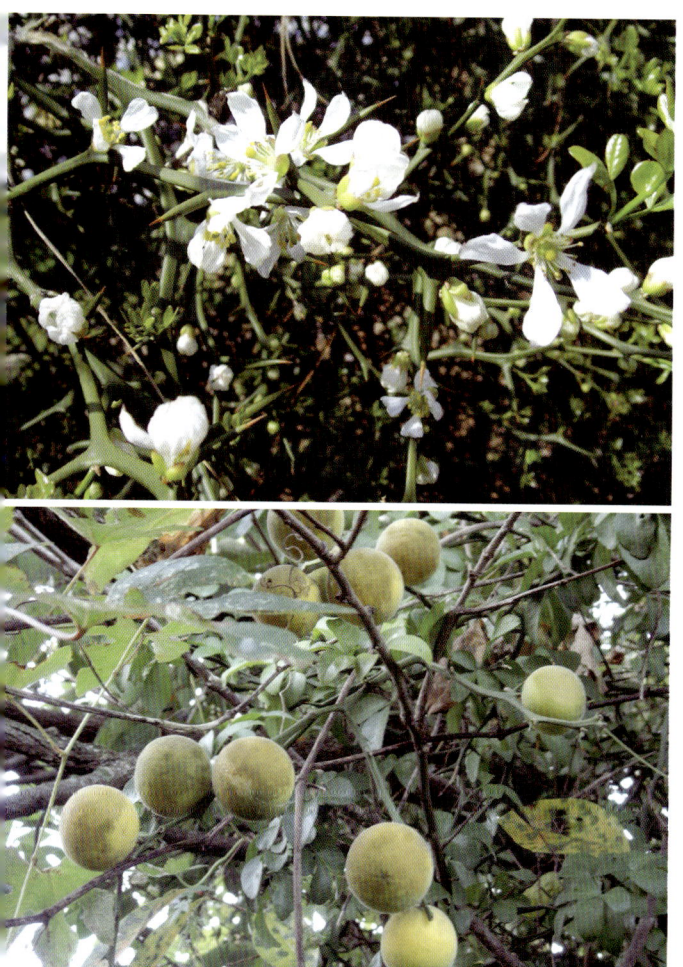

찔레나무

찔레나무는 산기슭이나 개울 주변에서 자란다. 갈잎떨기나무로 높이는 1.5~2m 정도이고, 잎은 어긋 나고 작은 잎이 5~9개 달린다. 뒷면에 거친 잔털이 많고 가장자리는 톱니 모양이다. 줄기는 곧고 가시 있고 가지는 많이 갈라진다.

✢ 발걸음을 멈추게 하는 꽃

봄이 되어 양지바른 산기슭 비탈진 곳이나 개울가에 찔레꽃이 필 때면 향기가 좋아 발걸음을 멈추게 한다. 찔레를 꺾을 때 가시에 찔리기 때문에 찔레, 꽃이 장미와 비슷해 야생 들장미, 찔둑나무, 새비나무 등으로 부른다. 『본초강목』에서 찔레는 담장을 의지해서 자란다는 기록이 있는 것으로 볼 때 생울타리로 심었다는 것을 추측할 수 있다. 우리 조상은 찔레꽃이 필 때 비가 세 번 오면 풍년이 든다는 속설을 믿었고, 찔레꽃 향기가 좋아 꽃잎을 모아 향낭을 만들거나 베개속에 넣어 두기도 했다.

한방에서 찔레 열매를 영실 또는 장미자로 부른다. 이뇨, 해독에 효능이 있어 신장염, 각기, 수종, 변비, 월경 불순, 오줌이 잘 나오지 않을 때 다른 약재와 처방한다.

민간에서 봄에 찔레의 어린순을 따서 끓는 물에 살짝 데쳐서 나물로 무쳐 먹었고, 꽃잎을 비벼 세수를 하였고, 꽃을 증류시켜 꽃이슬로 먹었고, 열매를 따서 용기에 넣고 술을 부어 3개월 후에 먹는다.

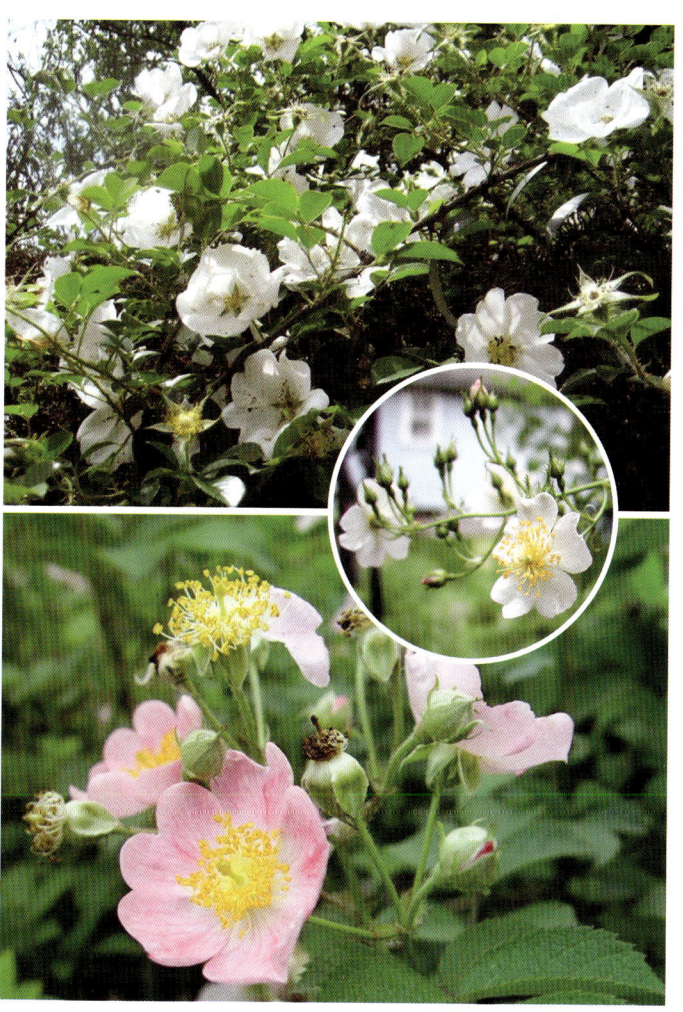

두릅나무

두릅나무는 햇볕이 잘 드는 산기슭에서 자란다. 갈잎떨기나무로 높이는 3~4m 정도이고, 잎은 어긋 나고, 잎자루와 작은 잎에 가시가 있고, 가장자리는 고르지 못한 톱니 모양이고, 줄기에는 억센 가시가 있다. 꽃은 7~9월에 여러 송이가 녹색으로 피고, 열매는 9~10월에 납작하고 둥근 모양의 검은색으로 핵과가 여문다.

✚ 당뇨병에 효험

인삼과 같이 사포닌을 다량 함유하고 있는 두릅 새순은 혈당치를 떨어뜨리는 효과 때문에 당뇨병 환자에게 좋은 것으로 알려져 있고, 신장의 기능이 약하여 소변을 자주 보는 사람은 두릅을 먹으면 효과를 볼 수 있고, 이른 봄에 새순을 잘라 다양하게 식용으로 먹을 수 있다.

두릅나무는 식용, 약용, 관상용으로 쓴다. 산에서 자생하는 두릅나무를 채취하는 것이 법으로 금지되어 있다. 자연산 참두릅은 텁텁하여 씁쓸한 맛이 있으므로 순이 10cm 미만의 잎이 피기 전에 채취해야 향과 맛이 좋다. 최근에 두릅의 뿌리는 위암에 효과가 있는 것으로 밝혀졌다.

- 한방에서 땅 두릅, 자노아로 부른다. 기운이 허약하고 신경쇠약, 신의 기능 허약으로 양기가 부족할 때 쓴다. 주로 당뇨 · 신경통 · 혈압 · 발한 · 이뇨제에 다른 약재와 처방한다.
- 민간에서 새순을 따서 끓는 물에 살짝 데쳐서 나물로 무쳐 먹거나 초고추장에 찍어 먹는다.

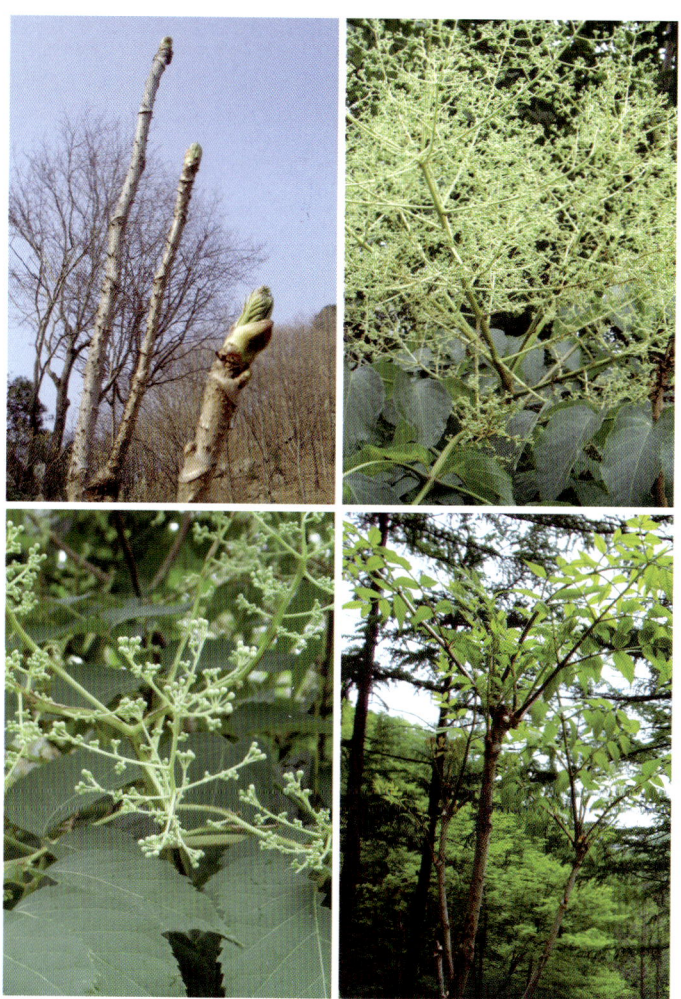

오미자나무

오미자는 산기슭에서 자란다. 갈잎덩굴나무로 길이는 5m 정도이고, 잎은 타원형으로 어긋나며, 가장자리가 톱니 모양이고, 줄기는 다른 물체를 감고 올라간다. 꽃은 6~7월에 흰색 또는 붉은빛이 도는 연한 노란색으로 피고, 열매는 8~9월에 작은 포도송이처럼 장과로 여문다.

✚ 오장 육부에 좋다

오미자의 다섯 가지 맛은 우리 몸에 각각 다르게 이로움을 준다. 신맛은 간을 보호하고, 단맛은 비장과 위장을 좋게 하고, 매운 맛은 폐를 보호하고, 쓴맛은 심장을, 짠맛은 신장과 방광을 보호하는 것으로 알려져 있다. 오미자의 과실은 폐와 신장 보호에 효험이 있어 전통의학에서 치료약과 보약 재료로 널리 이용하여 왔고, 최근에는 천연물 과학의 발달에 따라 오미자의 성분 분석을 통해 각각의 분리된 물질을 임상실험한 결과 질병 치료에 탁월한 효과가 있음이 증명되고 있다.

오미자에는 수분 80%, 지방 1%, 단백질 1.2%, 총 당함량 14%를 함유하고 있다. 폐와 기관지, 신장의 기능을 도와주고, 몸 안의 체액을 증가시키며, 간의 기능을 조절하고, 설사를 멎게 하고, 강장 작용이 있다. 『동의보감』에서 오미자는 "폐를 보하고 콩팥을 돕는 목적과 기침멎이약, 수렴약, 자양강장약, 입안 갈증 해소, 가래멎이 등을 목적으로 5~15g을 물 100cc에 달여 먹는다"고 했고, 『본초비요』에서 "허로를 보호하고 눈을 밝게 하여 신장을 이롭게 한다. 음을 강하게 하고 남성의 정을 늘려 준

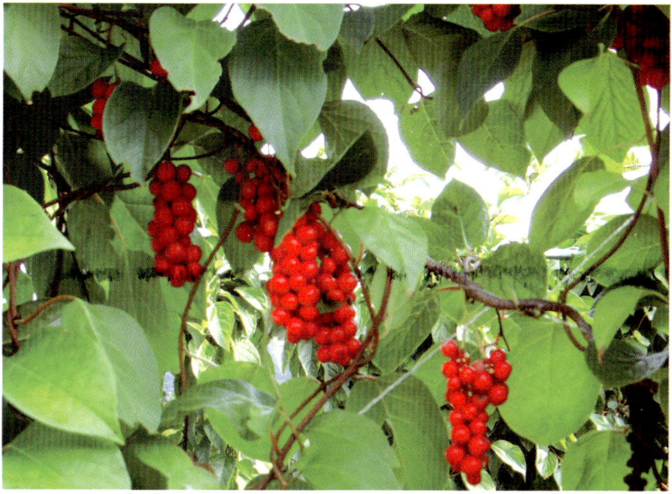

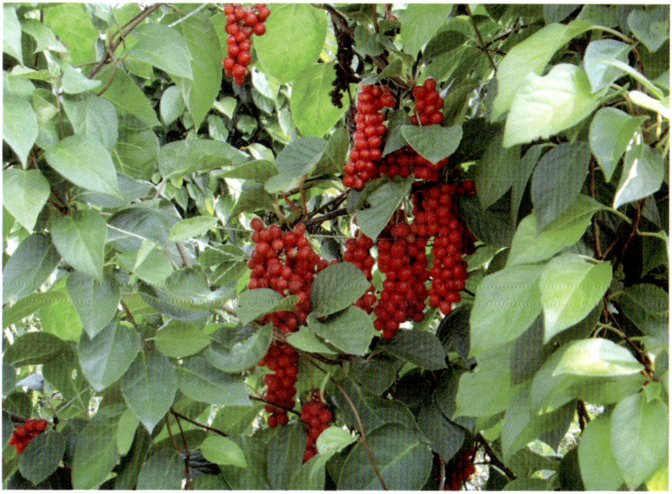

나무의 한방 약효비방

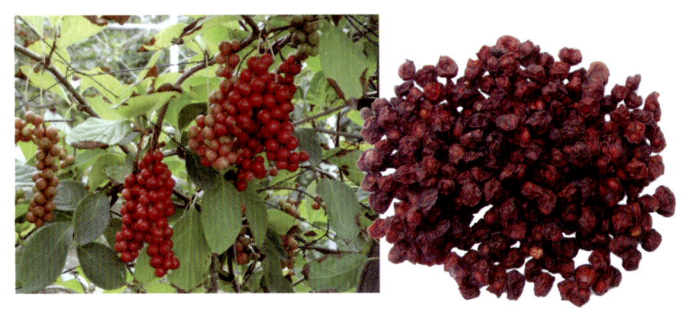

다"고 했고, 『신농본초경』에서는 "성교 시간을 길게 하고 조루증을 막아 준다"고 할 정도로 양기를 강화해 준다고 했고, 『민간험방』에서 "정력이 부족할 때는 오미자 가루를 술에 먹으면 좋아진다"고 했다.
약리 실험에서 오미자는 중추신경계통에 작용하여 대뇌피질의 흥분 작용, 혈압 강하, 거담과 진해 작용, 세포 면역 기능의 증강, 담즙 분비 촉진으로 위액 분비 조절 작용 등이 입증되었고, 또 포도상구균, 탄저균, 인플루엔자균, 폐렴균, 이질균, 콜레라균의 발육을 억제하는 작용이 있는 것으로 밝혀졌다.

한방에서 오미자 신맛은 수렴성이 강하여 해수와 천식에 좋고, 신의 기능 허약으로 인한 유정과 유뇨 및 소변을 자주 보는 증상을 다스려 준다. 주로 기침·기관지염·인후염·편도선염에 다른 약재와 처방한다.
민간에서 오미자 열매로 차나 오미자주를 담가 먹었고, 봄에 어린순을 채취해 나물로 먹었고, 줄기는 우려내서 두부를 만들 때 간수 대신 사용하였다.

오갈피나무

오가피는 전국의 산에서 자란다. 갈잎떨기나무로 높이는 3~4m 정도이고, 잎은 손바닥 모양이고, 어긋나고, 가지에는 가시가 있고, 꽃은 8~9월에 장상복엽으로 황백색에 자주색이 섞인 작은 공처럼 꽃이 피고, 열매는 9~10월에 콩알 만한 작은 구형으로 검게 여문다.

한줌의 오가피가 한 마차의 금은보화보다 낫다

『본초강목』에서 '한 줌의 오가피를 얻으니 한 마차의 금은보화보다 낫다' 고 할 정도로 약성이 좋다. 오가피는 잎, 줄기, 열매, 뿌리를 모두 약용으로 쓴다. 오가피의 약성은 온하고 신하여 오가피를 오랫동안 장복하면 노화의 진행을 늦추어 준다.

오가피의 가시는 근골을 강하게 하고, 통증을 진정시켜 주고, 신장과 간장의 기능을 강화하여 피로를 잊게 하고 강한 체력을 만들어 준다. 꾸준히 상복하면 팔다리가 저리고 마비되는 사람, 반신불수, 중풍에 좋다. 예로부터 우리 조상은 오가피로 오가피주를 만들어 먹었다. 지금도 경상도에서는 대표적인 토속주로 오가피 뿌리를 달여서 쌀과 누룩을 혼합하여 만든 오가피주를 만들어 먹는다.

오가피는 병충해에 강해서 농약을 하지 않는다. 잡초와 덩굴만 제거해 주면 잘 자란다. 봄에 오가피 열매에 수많은 벌이 날아오고, 겨우내 매달려 있는 섬오가피 열매는 새들의 먹이가 된다.

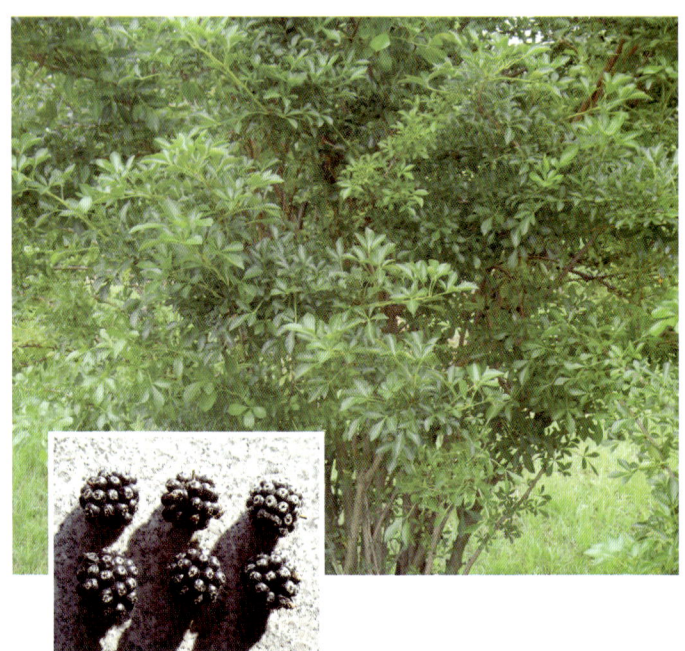

한방에서 뿌리 껍질을 오가피로 부른다. 오가피는 풍한습비통을 다스리고, 간장과 신장을 보하고, 근육과 뼈를 튼튼하게 하고, 혈액 순환을 좋게 하는 활혈작용이 뛰어나 양위, 수종, 신경통, 관절염, 요통, 각종 통증에 다른 약재와 처방한다.

민간에서 이른 봄에 새순으로 나물을 무쳐 먹었고, 잎과 줄기를 달여서 오가피 목욕을 하면 피부가 고아지고, 열매로는 술이나 효소를 담가 먹는다.

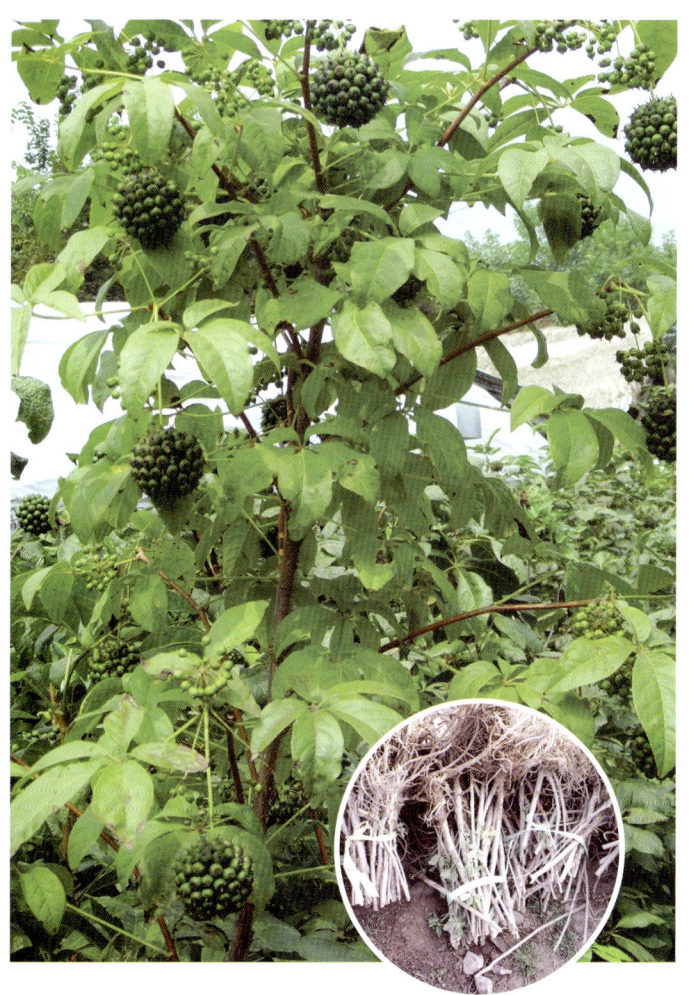

나무의 한방 약효비방 | 205

구기자나무

구기자는 전국의 인가 부근이나 밭에서 자란다. 갈잎떨기나무로 높이는 1~2m 정도이고, 잎은 가지에서 모여 나고 어긋나고, 줄기는 가늘게 퍼지며 가시로 변한다. 꽃은 8~10월에 종 모양의 자주색으로 피고, 열매는 9~11월에 타원형의 붉은색 장과로 여문다.

✢장수의 묘약

구기자는 변조된 신체의 원기를 회복시켜 주고 정기를 북돋아 주는 대표적인 자양, 강장제로 알려져 있다. 구기자 열매에는 비타민 A, B_1, B_2, C를 비롯하여 칼슘, 인, 철, 단백질, 타닌, 미네랄 등이 함유되어 있고, 잎은 나물로 무쳐 먹거나 강장제 · 위장병 · 저혈압에 좋은 것으로 알려져 있다. 최근 임상 실험에서 혈전을 용해하여 피를 맑게 하고 콜레스테롤 수치를 떨어뜨리는 것으로 밝혀졌다.

<u>한방</u>에서 열매를 구기자, 뿌리껍질을 지골피로 부른다. 뿌리껍질인 지골피는 식은땀 · 해수 · 천식 · 토혈 · 비육(코피) · 소변 출혈에 쓰고, 간장과 신장의 음기를 보하여 주고 혈당을 내려 주기 때문에 당뇨병에 쓰고, 혈압을 강하하기 때문에 혈관질환에 다른 약재와 처방한다.

<u>민간</u>에서 봄에 구기자 잎을 채취하여 나물로 무쳐 먹었고, 여름에 구기자 꽃을 말려서 차로 먹었고, 가을에는 구기자의 성숙된 열매를 따서 술이나 효소를 담가 먹었고, 구기자 뿌리 한 줌에 식초를 넣고 달여서 치통에 썼고, 눈이 아플 때 열매 달인 물로 눈을 씻었다.

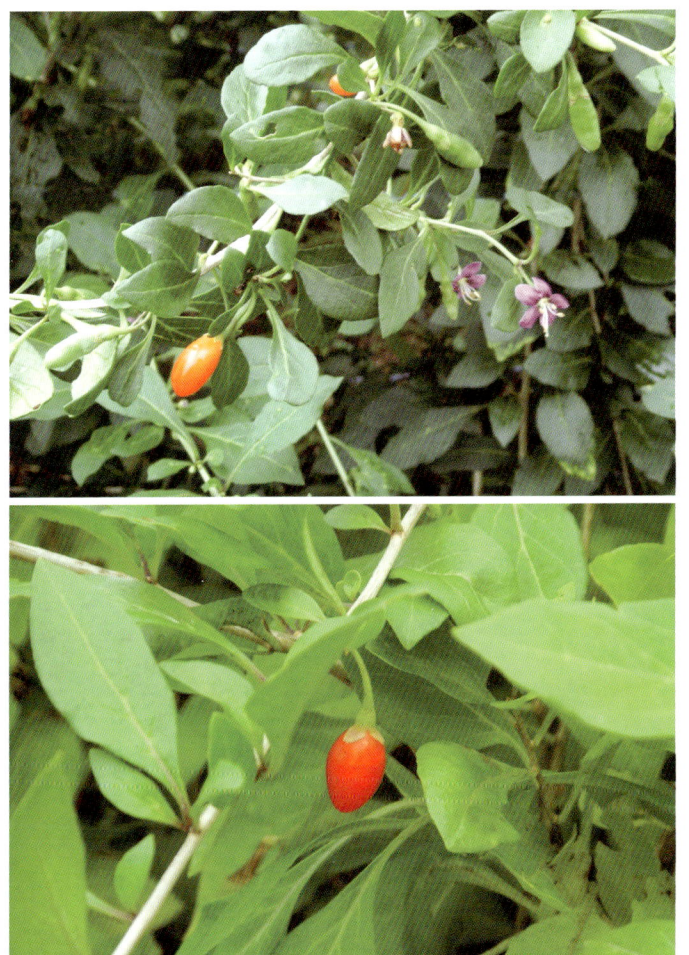

가시오갈피

가시오갈피는 깊은 산 속이나 해발 1000m 이상에서 자란다. 갈잎떨기나무로 높이는 2~3m 정도이고, 잎은 어긋나고 손바닥 모양의 겹엽이고, 잎자루 밑에 솜털 같은 작은 가지가 많다. 꽃은 햇가지 끝에서 산형화서 자황색으로 피고, 열매는 10월에 둥근 핵과로 여문다.

몸에 유익한 약초

가시오갈피는 독성이 전혀 없어 꽃, 잎, 줄기, 열매, 뿌리 모두를 쓴다. 오갈피는 기력을 회복하고자 하는 사람에게 좋고, 고혈압이나 고열이 질병인 급성전염병이나 심장병 환자는 장복을 하지 않는 게 좋다.

가시오갈피는 항암 작용이 있어 각종 암에 좋고, 기초 대사와 저항성을 높여 혈당량을 줄여 주기 때문에 당뇨에 좋고, 간의 기능이 저하되었을 때 손상된 간에 좋고, 골격과 근육의 힘을 증강시켜 주고, 기혈을 좋게 하여 주고, 항상 피곤하고 정력이 약한 사람에게 좋은 것으로 알려져 있다.

한방에서 뿌리 껍질을 자오가라 부른다. 거풍습, 장근골, 보간신, 거어에 효능이 있어 주로 요통, 관절염, 스태미나 강화, 음위 등에 다른 약재와 처방한다.

민간에서 봄에 어린 새순을 따서 쌈을 싸서 먹거나 끓는 물에 살짝 데쳐 나물로 무쳐 먹고, 잎이 억셀 때는 양념에 재어 장아찌로 먹고, 가을에 까맣게 성숙된 열매는 효소를 담가 먹었다. 잎ㆍ줄기ㆍ가지ㆍ열매를 채취하여 햇볕에 말려서 가루를 내어 찹쌀과 배합해서 환으로 먹는다.

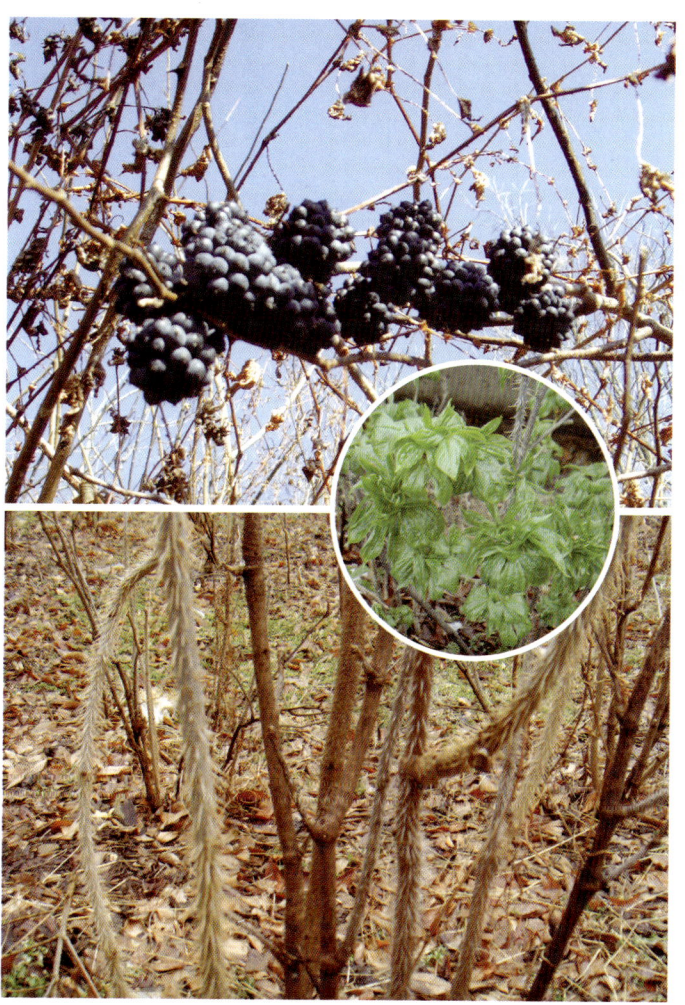

꾸지뽕나무

꾸지뽕나무는 마을 근처 야산에서 자란다. 갈잎작은큰키나무로 높이는 8m 정도이고, 꽃은 5~6월에 암수 딴 그루로 노란색으로 피고, 열매는 9~10월에 둥글게 붉은색 수과로 여문다.

버릴 게 없는 나무

꾸지뽕나무는 식용, 약용으로 가치가 높다. 잎, 열매, 가지, 뿌리 모두를 약초로 쓴다. 잠을 이루지 못하는 불면증에는 꾸지뽕잎을 그늘에 말려서 하루에 10g씩 진하게 차로 달여서 먹는다. 꾸지뽕주는 열매 600g에 소주 1800cc를 붓고 밀봉해서 2개월 후에 술만을 용기에 담아 냉장고에 보관해 놓고 공복에 한두 잔씩 마신다. 『본초도감』에서는 꾸지뽕나무로 양잠을 할 수 있고 자황의 나무에서 황적색의 염료를 얻을 수 있다고 했다. 최근에는 재래종 꾸지뽕나무에서 암을 예방하고 억제하는 효능이 있고, 혈당을 강하해 주기 때문에 당뇨에 좋다는 게 밝혀졌다.

한방에서 꾸지뽕나무 목질부를 자목, 줄기 껍질과 뿌리 껍질을 자목백피, 줄기와 잎을 자수경엽으로 부른다. 자목은 부인의 붕중과 혈결에 쓰고, 자목백피는 요통과 유정에 쓰고, 자수경엽은 이하선염과 폐결핵에 효험이 있고, 각종 암과 당뇨병에 다른 약재와 처방한다.

민간에서 봄에 새순을 따서 말려 차로 먹었고, 가을에 열매를 따서 술 또는 효소를 담가 먹었고, 고혈압에는 뿌리를 캐서 달여 먹었다.

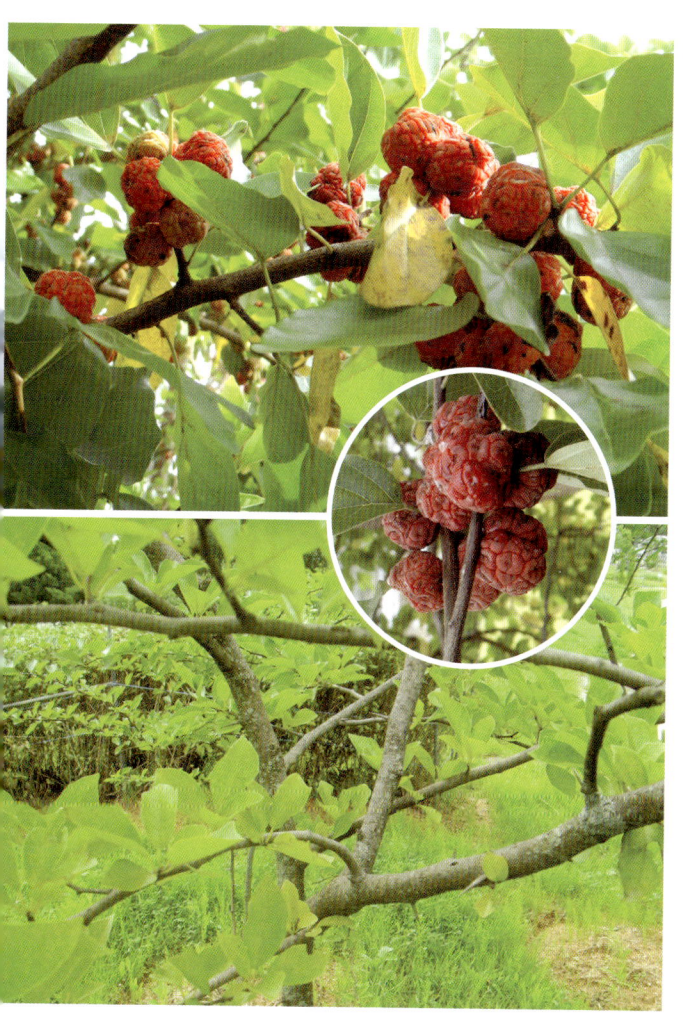

나무의 한방 약효비방 | 211

죽엽 조릿대

죽엽(조릿대)은 숲속 나무 밑에서 자란다. 늘푸른떨기나무로 높이 1~2m 정도이고, 잎은 길쭉한 타원형으로 앞면이 반질반질하고, 뒷면은 흰빛이고, 가장자리에 잔 모양의 톱니가 있다. 꽃은 5~6월에 자주색 꽃이삭이 2~3개 달리고, 열매는 6~7월에 이삭이 여문다.

✚ 화를 풀어주는 명약

죽엽의 어린순은 죽순으로 먹는다. 죽순은 성질이 차기 때문에 몸안의 열을 내려 주고 열 때문에 가슴이 답답해진 것을 풀어준다. 열을 내리는 효과가 뛰어나 평소에 스트레스에 시달리고 화를 자주 내는 사람이 산죽순차를 마시면 좋다. 조릿대는 항암 작용, 살균 작용, 해독 작용, 진통 작용 등이 있어 주로 암, 당뇨병, 고혈압, 동맥경화, 정신불안, 위장병 등에 좋은 것으로 알려져 있다. 몸이 냉한 사람에게는 해가 되기 때문에 상복을 할 때는 오랫동안 묵혔다가 오래 달여서 찬 성질을 없앤 후 먹어야 한다.

한방에서 담죽엽으로 부른다. 잎, 줄기, 뿌리를 약재로 쓴다. 죽엽은 심열과 위열로 인해 가슴 속이 답답할 때, 죽력은 해수나 가래의 증상, 죽여는 폐열로 인한 해수의 가래를 치료할 때 다른 약재와 처방한다.

민간에서 조릿대 잎으로 차를 끓이면 적당히 단맛이 나는 차가 된다. 몸에 열이 많고 다혈질이 있는 사람이 석죽차로 마시면 좋지만, 몸이 냉한 사람은 식품으로 좋지 않다. 잦은 유산을 하는 사람이 연한 죽순을 차로 달여 마시면 유산을 막고 태아를 튼튼하게 해 준다.

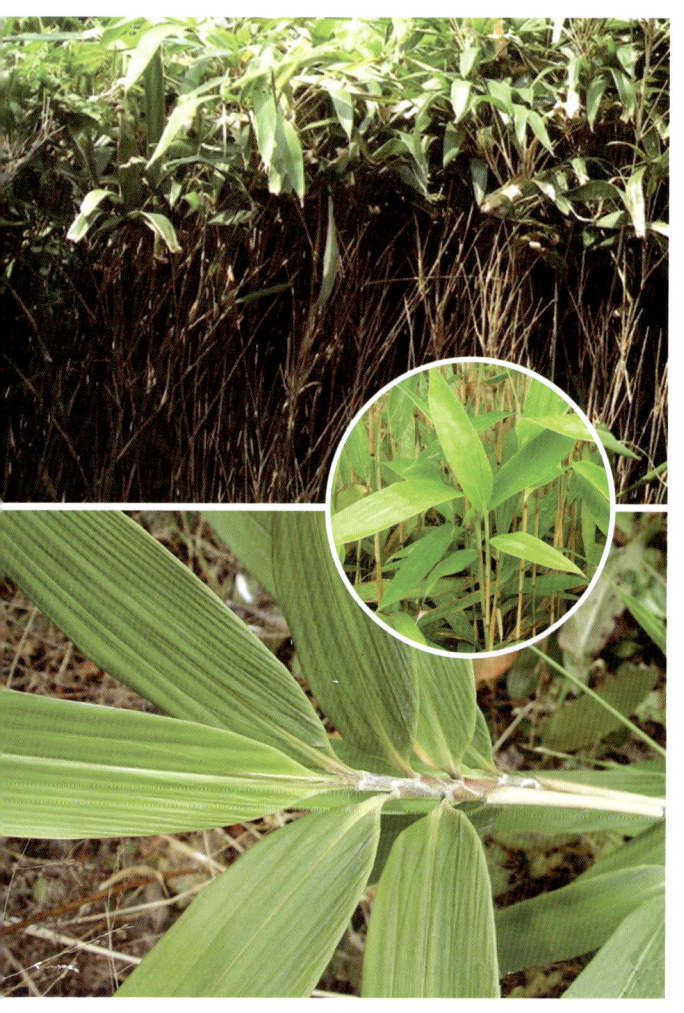

고로쇠나무

고로쇠나무는 산에서 자란다. 갈잎큰키나무로 잎은 마주 나고 얕게 5~7개로 갈라진 손바닥 모양이고, 반질반질하다. 오래된 줄기에는 세로줄이 생긴다. 꽃은 4~5월에 잎보다 먼저 녹색으로 피고, 열매는 9~10월에 날개 모양이고 V자 모양으로 달린다.

✚ 헬리코박터균을 억제

최근 광양보건대학교 연구팀이 고로쇠 된장에는 위염과 위암을 유발하는 헬리코박터균을 억제하는 항균 성분이 있고, 고로쇠 간장에는 일반 간장보다 칼슘 성분이 훨씬 많이 함유되어 있다는 것을 밝혔다.

최근에는 특히 위장병과 신경통과 관절염에 탁월한 효과가 있고 허약 체질이나, 피를 맑게 한다 하여 당뇨 환자, 각종 질병에 좋다고 하여 많은 사람이 산행을 할 때 찾는다. 국립산림과학원은 충북대 수의대와 공동으로 골다공증을 유발시킨 실험쥐에 고로쇠 수액을 먹이거나 투여해 실험한 결과, 고로쇠 수액이 골다공증과 성장기 어린이의 뼈 발육, 생체 면역력 강화에 좋은 것으로 밝혀졌다.

한방에서 고로쇠 줄기 껍질을 지금축으로 부른다. 주로 거풍제습과 활혈에 효능이 있는 것으로 알려져 있고, 타박상·풍습골통·골절에 다른 액재와 처방한다.

민간에서 고로쇠 수액으로 위장병·신경통·관절염에 쓰고, 최근에는 효소를 만들 때 물 대신에 쓰기도 한다.

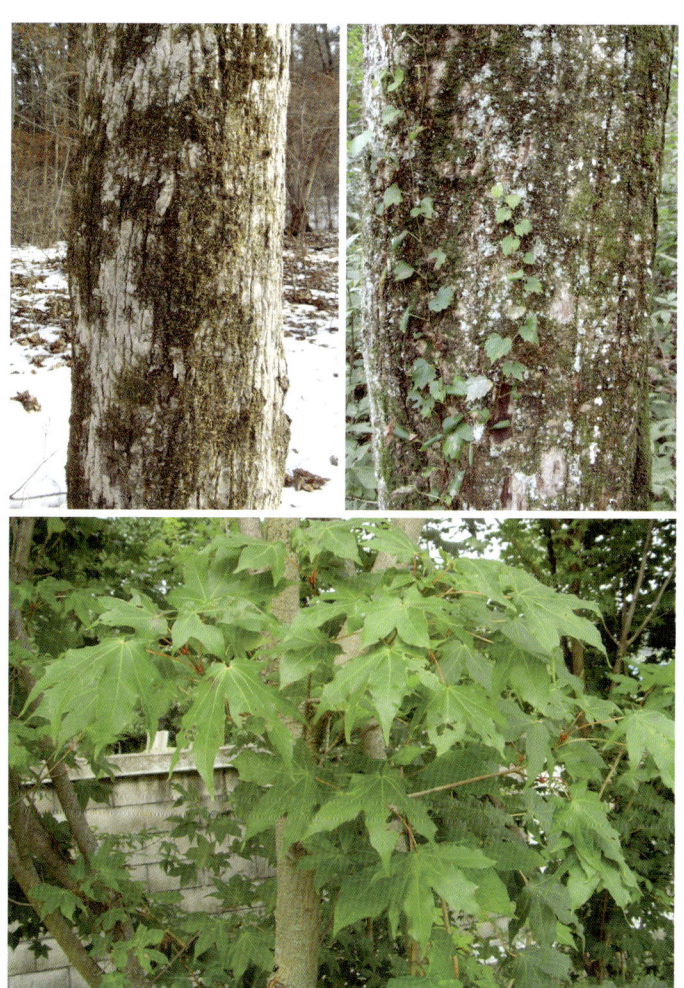

왕머루

왕머루는 산기슭이나 골짜기에서 자란다. 갈잎덩굴나무로 길이는 8~10m 정도이고, 잎은 어긋나고 가장자리에 톱니 모양이고, 뒷면에 갈색 털이 있다. 어린 가지는 솜털로 덮여 있고, 덩굴손이 다른 물체를 감고 올라간다. 꽃은 6월에 누르스름한 잎과 마주하며 녹색으로 피고, 열매는 9~10월에 포도송이 모양으로 장과로 여문다.

✚ 혈관벽을 강화

『약초지식사전』에서 "폐결핵에는 머루의 열매를 달여 마신다"고 했고, 『민간험방』에서 "머루의 줄기를 삶아서 목욕을 매일같이 하면 요통이나 좌골신경에 효과를 볼 수 있다"고 했다. 머루를 강장제나 보혈제로 쓰고 있으며, 머루의 씨에는 비타민이 많이 함유되어 있다.

최근 약리 실험에서 적포도주에 들어 있는 레스베라드롤 성분은 강력한 노화방지에 효과가 있는 것으로 밝혀졌고, 붉은 포도주의 타닌과 페놀 성분은 혈관병인 고혈압, 동맥 경화, 심장병에 좋고 체지방을 분해시켜 다이어트에도 좋은 것으로 알려져 있다.

한방에서 머루의 뿌리 및 줄기를 말린 것을 신등등앙, 산포도로 부른다. 심장을 튼튼하게 하는 성분이 들어 있어 열매와 뿌리를 약재로 쓴다. 주로 치통·두통·식욕촉진·원기 회복·창종·동상·금창에 다른 약재와 처방한다.

민간에서 머루의 덩굴을 달여 즙으로 옴이나 두창에 발랐다

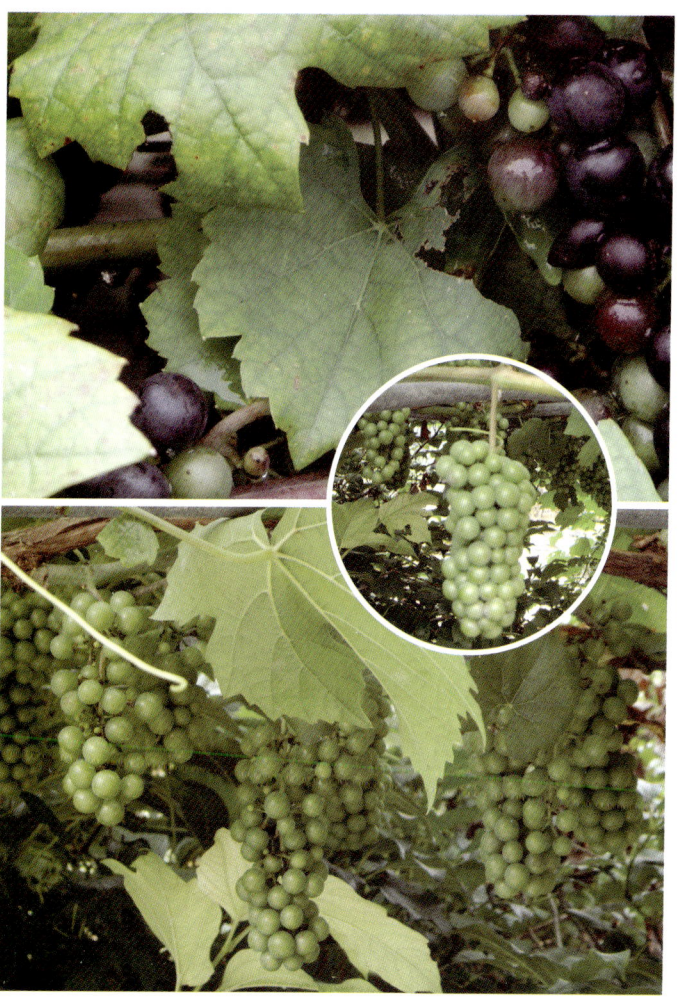

칡

칡은 햇볕이 잘 드는 산기슭이나 들에서 자란다. 갈잎덩굴나무로 길이는 10m 이상이고, 잎은 어긋나고, 잎자루가 길고 3개의 작은 잎이 달린다. 줄기는 다른 물체를 감고 올라간다. 꽃은 8월에 잎겨드랑이에 나비 모양의 보라색으로 피고, 열매는 9~10월에 길쭉한 꼬투리의 협과(莢果)로 여문다.

✚ 여성호르몬 석류의 650배

조선 시대에 각 가정에서는 칡뿌리를 채취하여 말려서 가루로 만들어 묵, 죽, 국수, 다식, 엿 등에 다양하게 이용하였다. 흉년기에는 구황식량으로 먹었다. 칡은 70% 이상 수분으로 되어 있고, 칡잎에는 엽록소가 풍부하여 인체에 유익한 미네랄, 비타민 등이 함유되어 있어 몸 안의 독소를 해독하는 것으로 알려져 있다. 칡에는 당분, 섬유질, 단백질, 철분, 인, 다이드제인, 다이드진 등의 성분이 함유되어 있다.

『동의보감』에는 "허해서 나는 갈증은 칡뿌리가 아니면 멎게 할 수 없다"고 했고, 『신농본초경』에는 "갈근은 소갈 · 신열 · 구토 · 마비를 다스리고 독을 풀어 주며 소화를 돕고 음기를 일으킨다"고 했고, 『본초강목』에는 "갈근은 울화를 흩어 버리고 술독을 풀어주며 갈꽃은 장풍을 다스린다"고 했다. 최근 약리 실험에서 갈근은 혈관을 수축시키고 혈당치를 내려 주어 해열 작용과 진경 작용이 있는 것으로 밝혀졌다.

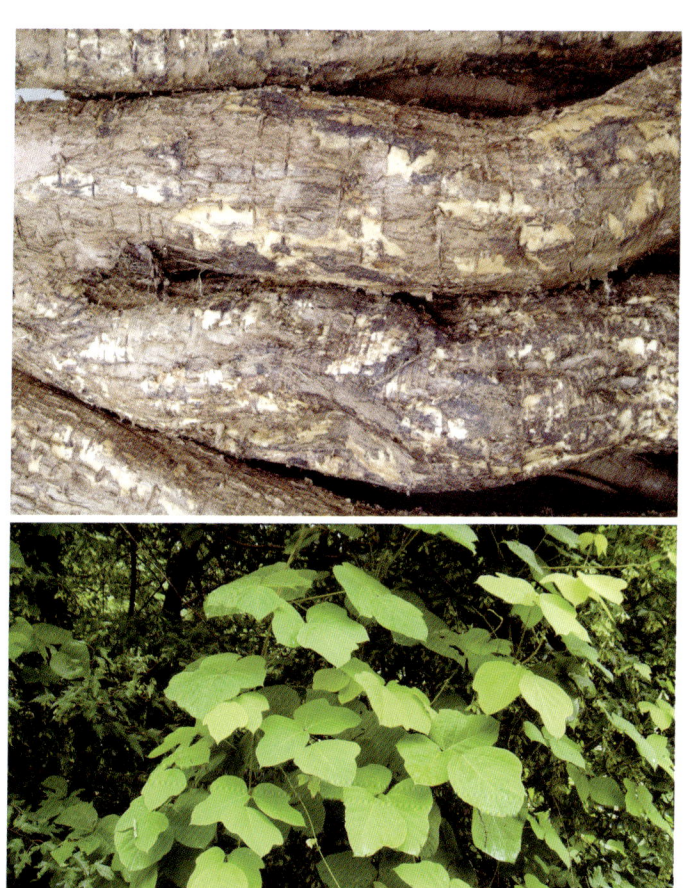

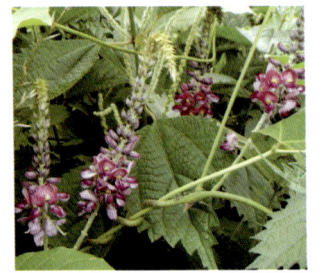
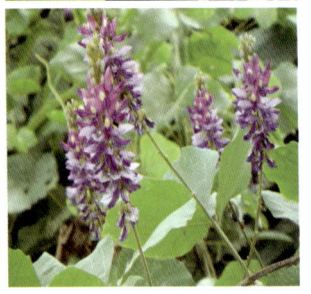

칡뿌리는 땅 속 30cm 이상에서 채취해야 약효가 좋다. 칡즙을 만들 때는 봄에 물이 오르기 전이나 가을에 영양분이 뿌리에 있을 때 채취를 해야 약효가 좋기 때문에 1~2년생 뿌리가 좋다.

칡꽃에는 '푸에라린' 이라는 성분이 있어 해독 작용과 혈액 순환에 좋고, 갈근은 피부의 모공을 이완시키고 혈액 순환을 개선하여 외감성으로 인한 발열, 두통, 목덜미가 뻣뻣한 것을 풀어준다. 또한 생진 작용이 있어서 갈증을 해소시키고, 열병으로 인해 가슴이 답답한 것과 당뇨에 좋다.

한방에서 뿌리는 갈근, 꽃은 갈화로 부른다. 주로 소갈·중풍·해열·구토·진통·지혈·해독·숙취·구토·감기·편도선염·발한·해열·진경·승양에 사용하고, 잎과 뿌리는 주로 소갈·중풍·해열·구토·진통·지혈·해독·숙취·구토·감기·편도선염에 다른 약재와 처방한다.

민간에서 해독이나 지혈을 할 때 칡잎을 짓찧어 붙였고, 칡 어린 순으로 나물을 무쳐 먹었고, 칡꽃으로 술을 담가 먹었고, 위장이 좋지 않은 사람은 칡뿌리를 달여서 차로 먹었고, 칡으로 효소를 만들어 먹는다.

독활

독활은 전국의 산에서 자란다. 여러해살이풀로 높이는 1~1.5m 정도이고, 잎은 어긋나고, 꽃은 7~8월에 원줄기 끝 또는 윗부분의 잎겨드랑이에 큰 원추 꽃차례로 자라다가 다시 총상으로 갈라진 가지 끝에 둥근 산형으로 피고, 열매는 9~10월에 검은색으로 장과로 여문다.

스태미나에 좋다

독활은 식용, 약용으로 가치가 높다. 독활은 독이 없어 잎, 줄기, 뿌리, 열매를 모두 약재로 쓴다. 독활에는 단백질, 탄수화물, 무기질, 철, 포도당, 녹말, 망간, 니켈 등이 함유되어 있다.

『동의보감』에서 "독활은 성질이 평하고 맛이 달고 쓰며 독은 없다. 온갖 적풍과 뼈마디가 아픈 풍증에 쓴다. 중풍으로 목이 쉬고 눈이 비뚤어지고 팔다리를 쓰지 못하며 온 몸에 감각이 없고 힘줄과 뼈가 저리면서 아픈 것을 낫게 한다"고 했고, 『본초강목』에서 "독활은 체내에 잠복된 풍을 치료한다. 한습으로 생긴 비증은 이것이 아니면 치료할 수 없다"고 했다.

최근 동물 실험을 통해 심장 운동을 강화하고 성장호르몬 분비를 촉진하기 때문에 노화를 늦춰 주는 것으로 밝혀졌다. 노인성 질환인 골다공증과 치매나 알즈하이머병 예방과 치료에 가능성이 있는지 연구 중이다.

줄기가 곧고 바람에 잘 흔들리지 않는다 하여 독활, 바람이 없을 때 저절로 움직인다 하여 독요초, 줄기와 잎에서 향이 있다 하여 향독활, 땃두릅, 독골, 강청, 독요초, 구안독활 등 다른 이름으로 부른다.

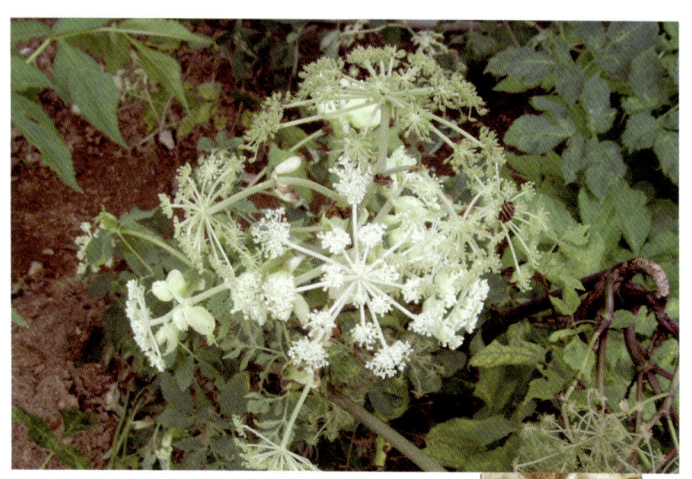

한방에서 뿌리를 독활로 부른다. 약성이 독이 없고 맵고 쓰며 따뜻한 편으로 뿌리를 약재로 쓴다. 주로 중풍·반신불수·신경통·기관지염·정신분열증·위염·부종·강장·음위·해열·거담·소갈병·두통·요통·류머티즘에 다른 약재와 처방한다.

민간에서 이른 봄에 새순을 채취하여 끓는 물에 데쳐 초고추장에 찍어 먹었고, 생즙을 내어 강장제로 먹었고, 통풍에는 봄과 가을에 묵은 뿌리를 달여 먹었고, 줄기는 껍질을 벗겨 장아찌를 만들어 먹었다.

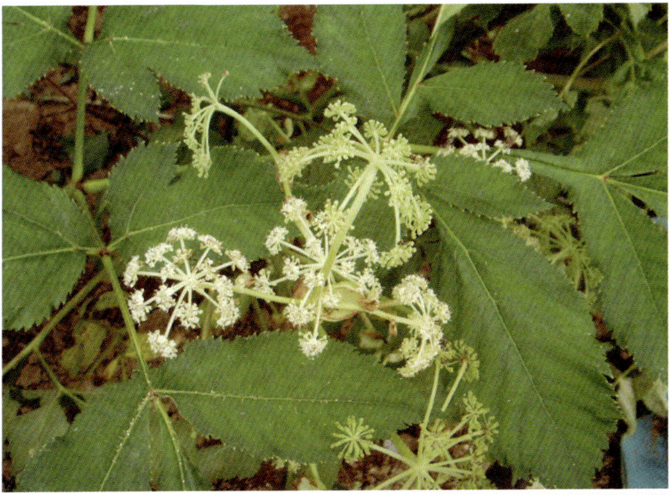

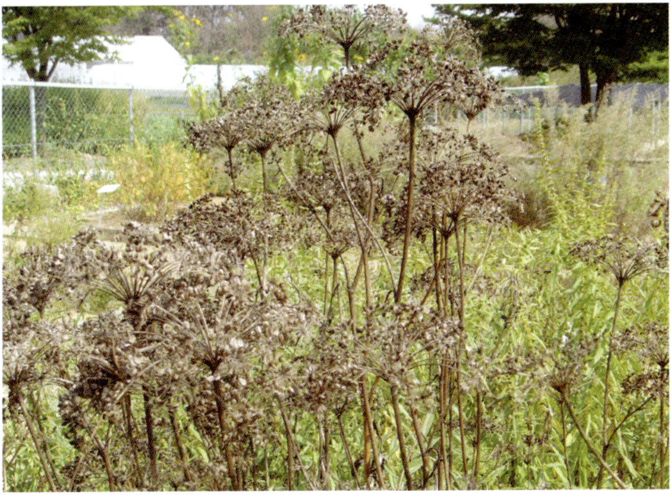

나무의 한방 약효비방 | 223

마가목

마가목은 남부 지방 및 강원도 깊은 숲속에서 자란다. 갈잎작은큰키나무로 높이는 7~10m 정도이고, 꽃은 5~6월에 백색으로 피고, 열매는 10월에 지름 5~8mm의 둥글고 붉은색 이과로 여문다.

✚ 폐와 중풍에 효험

조선 시대 『광제비급』에서 "마가목으로 술을 담가 먹으면 서른여섯 가지 중풍을 모두 고칠 수 있다"고 기록되어 있으며 최근에는 폐와 관절염에 좋은 것으로 밝혀졌다. 마가목은 오래전부터 약용식물로 이용되어 왔다. 마가목은 성질이 따뜻하고 맛은 맵다. 낙엽이 진 후나 잎이 피기 전에 수피나 잔가지를 채취하여 약재로 쓴다. 마가목 열매와 기름은 기침과 관절염에 좋은 것으로 알려져 있다.

마가목은 신장의 기능을 강화해 주기 때문에 허리와 다리를 튼튼하게 하고 막힌 기혈과 손발 마비에 좋고, 목을 많이 쓰는 사람에게 좋다. 중국에서는 마가목을 정공등으로 쓴다. 마가목은 관절염, 류마티즘, 중풍, 고혈압, 신경통, 기관지염에 좋은 것으로 알려졌다.

- 한방에서 줄기 껍질을 정공피, 종자를 마가자로 부른다. 강장, 거풍, 진해, 이뇨, 거담, 지갈에 효능이 있고 신체허약, 요슬통, 기침이나 기관지염 등 폐 질환을 다스리는 데 다른 약재와 처방한다.
- 민간에서 열매가 빨갛게 익으면 채취하여 말려서 차나 술을 담가 먹었다. 가을에 성숙된 열매를 따서 효소를 담가 먹는다.

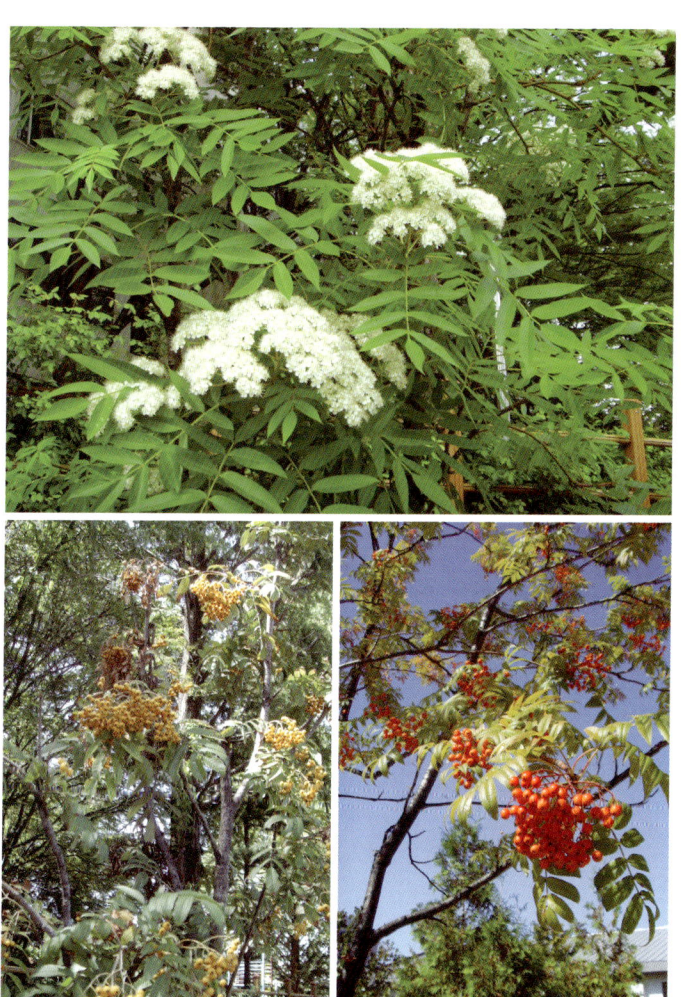

개오동나무

개오동나무는 중국이 원산지로 산과 들, 밭둑에 자란다. 능소화과의 낙엽 교목으로 높이는 10m 정도이고, 잎은 마주 나고, 표면은 자줏빛이 도는 녹색이고, 어린 가지는 간혹 털이 있고, 가지는 퍼지며 자란다. 꽃은 6월에 황백색으로 피고, 열매는 10월에 20~36cm의 장삭과가 여문다.

열매가 수염을 닮다

개오동나무는 열매가 노인의 수염을 닮아 노나무로 부른다. 개오동나무는 집 주변이나 사찰 등에 심었다. 다른 이름으로 추, 노관취, 목왕, 화추, 수동, 취오동, 꽃개오동, 향오동나무 등으로 부른다. 성지에서 노관취는 덩굴 같으며 가지 사이에 각과가 열리는데 모양은 황새 부리처럼 생겼고 풍을 다스리는 약이나 염료로 쓴다.

개오동 가지와 잎을 채취하여 그늘에 말려 달여서 복수나 악성 종기에 달여 먹었고, 신장병이나 부인병에는 개오동 열매가 익기 전에 따서 말려서 달여 먹었다. 개오동나무는 약용, 밀원용, 공업용, 관상용으로 가치가 높다.

한방에서 뿌리 껍질 또는 줄기 껍질을 재백피, 열매를 재실로 부른다. 이뇨, 청열, 해독, 살충의 효능이 있고, 주로 황달, 피부소양, 만성신염, 부종에 다른 약재와 처방한다.

민간에서 꽃을 따서 차로 먹었다. 몸이 부었을 때 개오동과 접골목, 옥수수 수염을 동냥으로 달여서 먹었다.

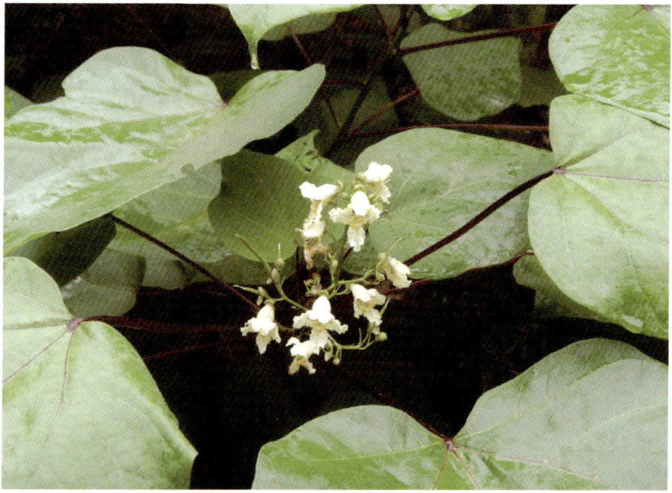

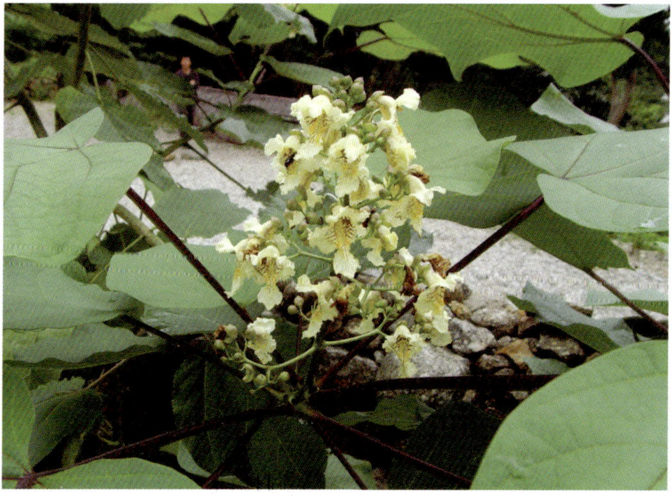

나무의 한방 약효비방 | 227

골담초

골담초는 콩과에 딸린 갈잎떨기나무이다. 중국이 원산지이며 꽃이 아름답기 때문에 중부 이남의 지역에서 흔히 관상용으로 심어 가꾸고 있다. 1m 안팎의 높이로 자라나는 키 작은 낙엽관목이다. 한 자리에서 많은 줄기가 자라나며 약간의 가지를 치면서 사방으로 비스듬히 퍼진다. 회갈색의 줄기에는 5개의 줄이 나 있고 마디마다 받침잎이 변한 작은 가시를 가지고 있다.

✤신경통에 효과가 좋다

아기를 못 낳는 부인이 이 골담초의 잎을 삶아 그 물을 마시면 아들을 낳는다는 속설이 내려와 나뭇잎을 마구 따 가는 바람에 나무가 많이 훼손되었다 한다. 높이 170cm, 뿌리 부분 굵기 5cm 정도밖에 안 되지만 수령이 최소 500년에 이른다고 알려진 부석사의 골담초는 현재 철책으로 둘러싸여 보호되고 있다.

한방에서 뿌리를 약재로 쓰며 생약명은 골담근, 금작근이라 한다. 진통, 활혈 등의 효능이 있다. 적용 질환은 신경통, 통풍, 기침, 고혈압, 대하증 등이다.

민간에서 가을에 뿌리를 채취하여 잔뿌리를 따 버린 다음 햇볕에 말린다. 말린 약재를 잘게 썰어 1회에 5~10g씩 알맞은 양의 물로 서서히 달여서 아침저녁으로 조금씩 마시면 신경통에 효험이 있다고 한다. 많이 마시면 위험하다. 습진에는 약재를 달인 물로 환부를 닦아준다.

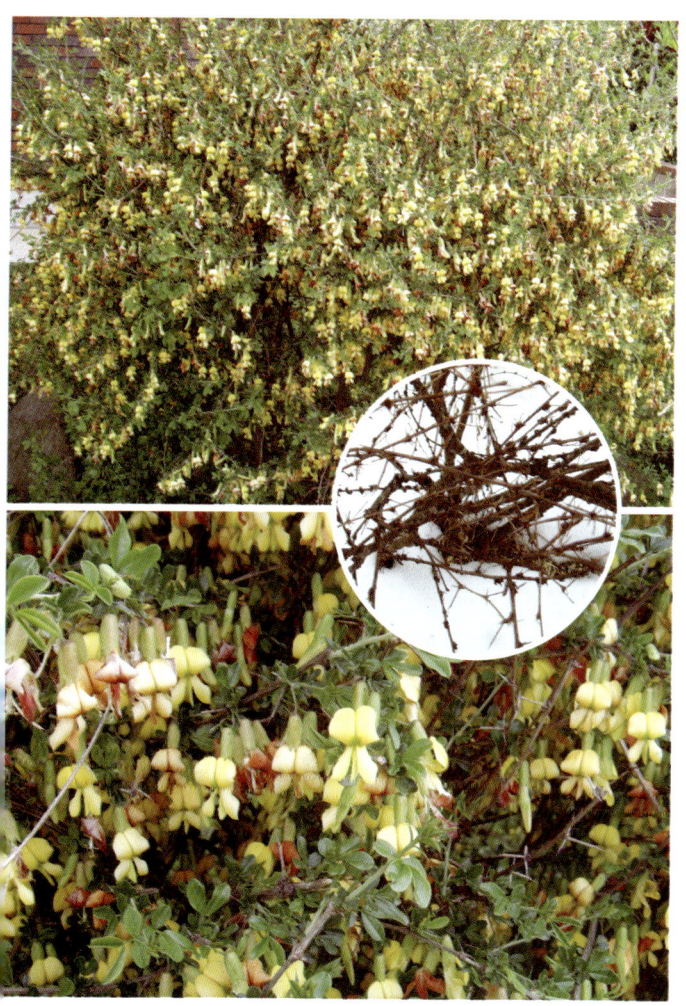

나무의 한방 약효비방 | 229

다래나무

다래나무는 깊은 산 속에서 자란다. 갈잎덩굴나무로 길이 5~10m 정도이고, 타원형의 잎이 어긋나고, 가장자리에 날카로운 톱니가 있다. 줄기는 다른 물체를 감거나 기댄다. 꽃은 5~6월에 3~6송이씩 모여 흰색으로 피고, 열매는 10월에 타원형이나 불규칙한 타원형의 녹색으로 여문다.

당뇨에 좋다

최근 다래나무의 수액은 당뇨, 열매는 통풍에 좋다 하여 약초꾼에게 수난을 당하고 있는 중이다. 다래나무는 고로쇠나무, 수나무, 자작나무 등과 함께 나무의 피라고 할 수 있는 수액을 이른 봄에 꽃이 핀 후에 뿌리 근처나 수피 밑둥에 구멍을 내어 수액을 받는다.

『동의보감』에서 다래를 "소시, 고욤과 유사하여 우내시와 같은 작은 감"에 비유를 하고 열매는 대추처럼 작고 긴 모양을 하고 색깔은 청색이며 맛이 좋다고 기록하고 있지만 전혀 다르다. 통풍에 일반 다래보다 벌레집이 있고 울퉁불퉁한 열매인 쥐다래를 약재로 쓴다.

한방에서 가지와 잎을 목천료, 뿌리를 목천료근으로 부른다. 치통, 요통, 통풍, 신경통, 류머티즘에 다른 약재와 처방한다.

민간에서 봄에 새순을 따서 끓는 물에 살짝 데쳐서 나물로 무쳐 먹거나, 혈액 순환을 좋게 할 때는 목욕탕에 잎을 풀어 목욕을 했고, 가을에 열매를 따서 술이나 효소로 담가 먹는다.

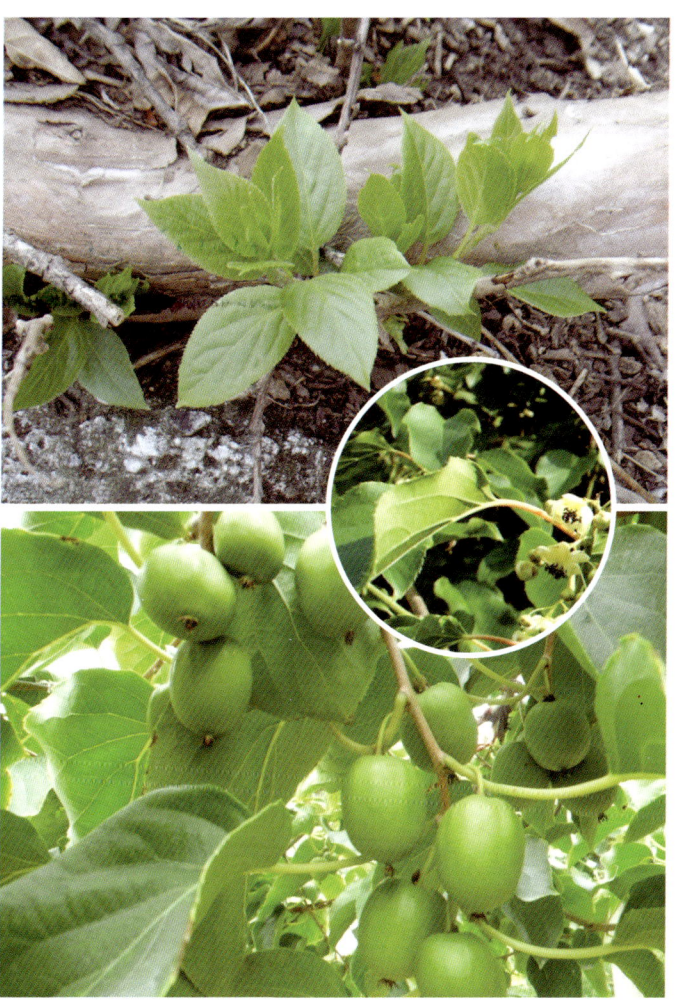

복분자딸기

복분자딸기는 산지 경사면이나 밭에 심는다. 장미과의 낙엽 관목으로 높이는 3m 정도이고, 잎은 서로 어긋나며, 잔잎은 끝에 톱니가 있고, 잎자루에 가시가 있다. 꽃은 5~6월에 연한 붉은 빛이 도는 흰색으로 피고, 열매는 7~8월에 익으면서 붉은색에서 검은색 장과가 여문다.

✚ 스태미나에 좋아

복분자는 독이 없어 열매, 잎, 뿌리, 꽃 모두를 약재로 쓴다. 최근 약리 실험에서 항산화 효과가 있어 심혈관 질환에 좋은 플라보노이드(flavonoids)와 안토시안(anthocyan) 색소와 함암 효과가 있는 트리테르텐 사포닌(triterpene saponin)이 함유되어 있다. 복분자에는 신경 독소 물질을 억제하는 작용이 있어 치매와 뇌졸중 예방에 좋다.

『동의보감』에서 복분자는 "성질은 평함. 맛이 달고 시며 독이 없다. 남자의 신기가 허하고 정액이 고갈된 것과 여자가 임신되지 않는 것을 치료하고, 남자의 발기 부전을 낫게 하고 기운을 도와 몸을 가볍게 하여 머리털이 희어지지 않게 한다"고 했다.

한방에서 생약명은 덜 익은 열매를 복분자로 부른다. 신의 기능 허약으로 인한 유뇨, 몽정, 유정, 강장에 다른 약재와 처방한다.

민간에서 검게 익은 성숙한 열매를 생으로 먹었고, 멍울이 있을 때 뿌리를 달여 먹었고, 눈병에는 잎을 즙을 내서 먹었고, 신경쇠약에는 꽃을 따서 달여 먹었다.

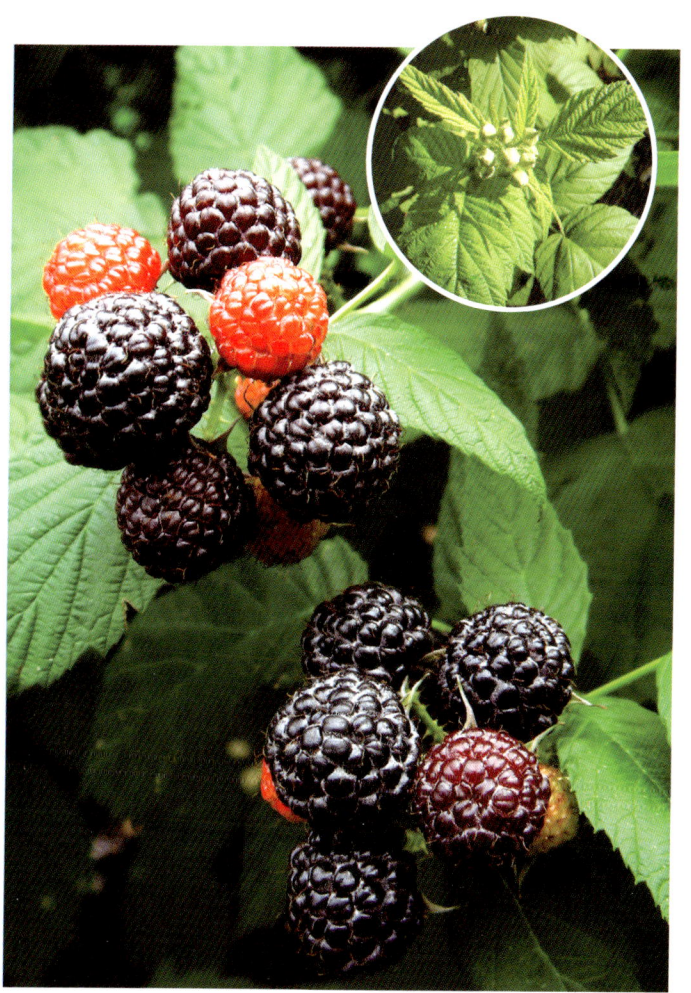

헛개나무

헛개나무는 갈매나무과에 속하는 큰키나무로 우리나라 중부 지방의 해발 50~800m에 자라는 향토 수종이다. 추위에 강하고 내음력이 있으며 나무높이는 10~15m까지 생장하는 특성을 가지고 있다.

✚ 간 기능 개선에 좋다

피로를 자주 느낀다면 간 건강을 의심해 봐야 할 정도로 피로와 간은 밀접한 관계를 가지고 있다. 때문에 간이 건강하면 피로도 자연스럽게 회복될 수 있다는 것은 자명한 사실. 헛개나무 열매는 간을 보호하고 회복시켜 원기 회복에 좋은 음식이다.

헛개나무 열매의 효능에는 알코올을 빠르게 분해하고 해독하여 간이 손상되는 것을 막고 간 기능을 개선시켜 만성피로나 누적된 피로로 떨어진 면역력을 효과적으로 회복시켜 준다고 알려져 있다. 또한 대사 작용을 향상시켜 간 세포 생성을 촉진하여 지방간에 좋은 음식으로 평가받고 있다.

한방에서 중국 명나라의 의서 『본초강목』에서도 헛개나무의 효능이 나와 있다. '헛개나무는 숙취, 주독 해소, 구취 제거 및 간 해독, 변비에 탁월한 효과가 있고, 생즙은 술독을 풀고 구역질을 멎게 한다'고 하였다.

민간에서 숙취, 주독 해소, 구취제거 등의 효능을 더욱 높이기 위해 다른 약재와 혼합하여 효소를 만들어 복용한다. 하지만 헛개나무는 다량을 복용하면 좋지 않을 수도 있으므로 체질에 따라 조절해서 복용해야 한다.

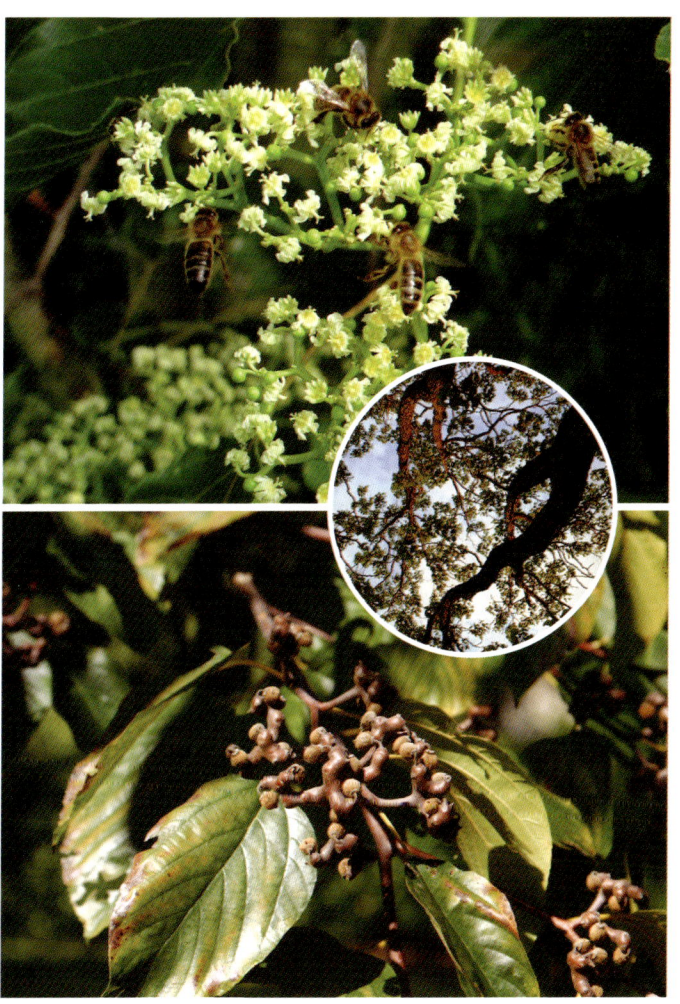

차나무

차나무의 원산지는 중국과 티베트이고, 우리나라는 남도 지방에서 심는다. 늘푸른떨기나무로 높이 2~3m 정도이고, 잎은 타원형으로 잎이 어긋나고, 가장자리는 가는 톱니가 있다. 꽃은 10~11월에 잎겨드랑이나 가지 끝에서 1~3송이씩 밑을 향해 흰색으로 피고, 열매는 꽃이 핀 이듬해 10월에 둥글게 여문다.

✚심신(心身)에 좋다

차에는 카페인, 탄닌, 비타민 A와 C 및 루틴(Rutin)이라는 항산화 물질과 무기염료 등이 함유되어 있다. 『동의보감』에서 차를 지속적으로 마시면 심장이 강해지고, 열이 내리고, 갈증을 해소할 뿐만 아니라 소화를 돕고 머리를 맑게 하고 이뇨 작용에 도움을 준다고 했듯이 건강에 이롭다고 할 수 있다. 그러나 지나치게 마시면 몸 안의 체액이 감소되어 잠을 못 이룰 수도 있다. 차나무는 식용, 약용, 공업용으로 가치가 높다.

한방에서 잎을 다엽, 열매를 다자, 꽃을 다화로 부른다. 주로 두통, 목현, 화담, 제번열, 심번구갈에 효능이 있고, 주로 신경성과 마음을 다스리는 데 다른 약재와 처방한다.

민간에서 먹을 수꽃이나 잎을 따서 말린 후 차로 달여 먹는다. 소변이 원활하지 않을 때 차를 마신다.

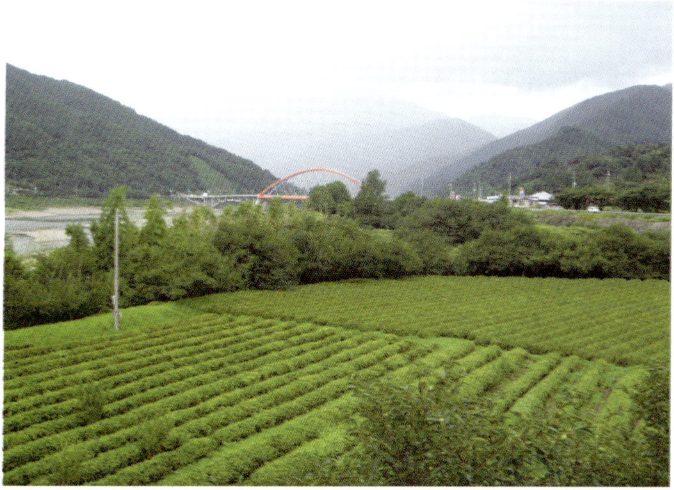

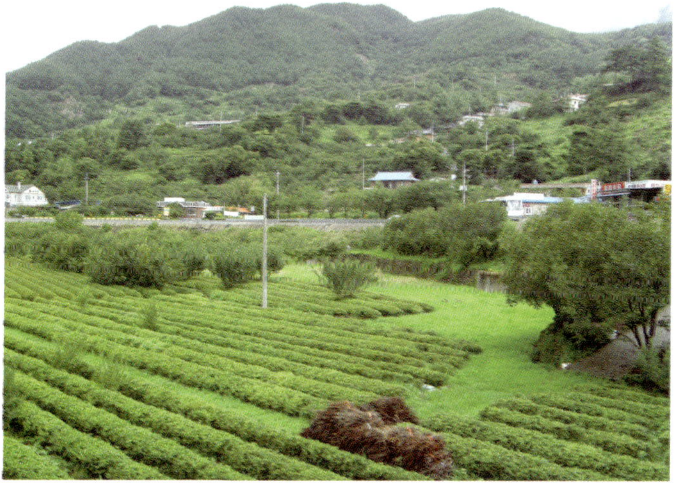

나무의 한방 약효 비방

2014년 12월 8일 초판 1쇄 발행
2017년 11월 20일 초판 3쇄 발행

■

글 사진   한국토정 약초나무연구회 편
펴 낸 곳   아이템북스
펴 낸 이   박효완

■

출판등록   2001년 8월 7일
등록번호   제2-3387호
주   소   서울시 마포구 서교동 444-15
전   화   02-332-4337 / 팩스 02-3141-4347

※잘못된 책은 교환해 드립니다.